Tabla de Contenido

Introducción

Este trabajo trata sobre el manejo e información al pueblo de Puerto Rico de la epidemia de zika que afecta a todo el país. Trata de abordar las distintas perspectivas de los entes que manejan las políticas públicas salubristas, como también el manejo del tema por parte de la opinión pública. Luego un análisis desde mi perspectiva como estudiante doctoral en el enfoque de las ciencias sociales.

Comienza el trabajo con una pequeña revisión de literatura de cómo surge el zika desde sus comienzos en el Bosque Zika de Uganda hasta la llegada a las Américas, y cómo esta cepa en América se torna "visible" por los diferentes casos del síndrome de microcefalia severa por zika en el país de Brasil. Desde que se le da importancia por estas implicaciones se va luego a analizar cómo el zika llega al archipiélago puertorriqueño y las polémicas que el mismo suscita para el año epidemiológico de 2016. Finalmente, termina con una conclusión o reflexión que trata de explicar las diferentes interrogantes que se van levantando a través del proceso de investigación basado principalmente en un método cronológico de acciones y apariciones mediáticas en torno a la epidemia, propuestas polémicas de controlar el vector, fumigaciones, etc., a medida que va cubriendo todos los municipios de Puerto Rico hasta que ocurren muertes por zika, casos de Guillan-Barré y el primer caso de un bebe nacido vivo con el síndrome de microcefalia severa por zika.

Metodología

El método usado para realizar este análisis conceptual sobre el zika en Puerto Rico se basa principalmente de una breve revisión literaria del zika en un aspecto general para luego considerarlo en el ámbito local. En el ámbito local se recabó 58 comunicados de prensa del Departamento de Salud y casi 500 artículos de los medios noticiosos en línea de El Nuevo Día y el Vocero desde la primera semana epidemiológica, la cual coincide con el primer caso de zika local publicado por las autoridades sanitarias, el Departamento de Salud de Puerto Rico, hasta el 27 de octubre de 2016, cuando se publica el primer caso de un bebé nacido con el síndrome de microcefalia severa por zika.

El análisis de los mensajes de los protagonistas en esos documentos se llevó de una manera holística usando como referencia, pero no en total especificidad, las sugerencias de enseñadas en la clase del grupo doctoral de CISO 8009 en el primer trimestre del año académico 2016-17. Por tanto el acercamiento al análisis fue determinado por esas reglas más las reglas metodológicas propias ejercidas desde que coloqué la carpeta en el repositorio de Dropbox de la Profa. Dra. Bustillo y el cual estuvo disponible hasta las últimas semanas de clase debido a que eran tantas las noticias que casi ocupaban la capacidad de almacenaje de algunas cuentas de Dropbox y que retiré para subsanar este óbice, pero este repositorio se puede acceder bajo este enlace https://zika.dropbox.com/sh/lhzdxh4dutchtdf/AAC8AJdCL08xeqo2WUSRaRrma?dl=0 .

Una vez superado ese problema de tipo formal, me concentré en el asunto material que era cómo abordar el análisis de la información contenida en los reportajes de noticas sobre el zika en Puerto Rico. Paul Ricoeur, un filósofo francés de la moderna hermenéutica de la filosofía del lenguaje, se había concentrado en qué significaban realmente las palabras detrás de las palabras, una especie de ver más allá de lo que se dice y del cómo se dicen las cosas, que en el total de estos aspectos sería la verdadera interpretación del significado querido expresar y que muchas veces era escondido con palabras confusas para desviar ese verdadero significativo. Pero el problema de este acercamiento iba contra el tiempo para terminar el trabajo en la fecha requerida para ser entregado. Así que decidí por otra estrategia para obtener limitadamente este mensaje de manera más holística y menos específica y que me permitía terminar el trabajo con tiempo.

Por tanto, usé el llamado uso de frecuencia de palabras en base a un algoritmo lógico diseñado para atender este problema. El método central era obtener las frecuencias de apariciones de comunicaciones noticiosas sobre el tema en análisis para cada uno de los medios noticiosos locales en línea. Luego hice una interface de estas frecuencias de cada medio noticioso para poder ver en qué momento temporal (cronológico) apuntaban en común y luego de identificar esos picos de frecuencias clasificarlos para un posterior análisis puramente estadístico. El mismo conocido en inglés como "word crowding" (Yu, Akau, & Chung, 2012) me permite ver en panorama lo que en un mes de noticias de un medio en específico se concentra la temática del tema en análisis. Esto lo hace un algoritmo computacional como lo es TagCrowd, por mencionar uno de los recursos utilizados en el proceso analítico. Para cada grupo o conglomerado de noticias por medio noticioso limité la capacidad de palabras para sólo las 100 primeras posiciones según sus frecuencias.

Luego de obtener cada área de interés de frecuencias de palabras de las noticias en interface, profundicé las frecuencias de los términos utilizados y compararlos, medio noticioso en línea de El Nuevo Día con el medio en línea de El Vocero, y obtener una idea de cómo se igualan o diferencian sus mensajes. A partir de este análisis surge todo el desarrollo subsiguiente que termina luego en las conclusiones obtenidas por este proceso analítico. Siempre tratando de integrar lo obtenido con lo aprendido en la clase como, por ejemplo, insertarlo en las perspectivas de las teoría ecológica epidemiológica de Nancy Krieger y de la crítica social científica que hace Nicole Trujillo-Pagán sobre el uso de la medicina como medio de nueva colonización de los EE.UU en Puerto Rico. Este análisis particular de las anteriores figuras no necesariamente en las conclusiones sino como herramientas para comprender holísticamente el abordaje de la epidemia de zika en Puerto Rico.

Breve trasfondo del virus del zika

El virus del zika fue descubierto en la selva Zika que se localiza en el país africano de Uganda, específicamente, en la región de Entebbe en ese país (Dick, Kitchen, & Haddow, 1952; Kaddumukasa, Mutebi, Lutwama, Masembe, & Akol, 2014). El virus fue hallado a través de un vector, en este caso, el mosquito *Aedes africanus* (Kaddumukasa et al., 2014) y en los componentes sanguíneos de unos ejemplares de monos de tipo Rhesus en 1947 (Dick et al., 1952). Durante el proceso inicial de descubrimiento en la sangre de los monos Rhesus fue diferenciado de otros arbovirus como los virus que producen la fiebre amarilla el que produce la fiebre del dengue.

El descubrimiento que el zika era un arbovirus ocurrió un año posterior a su descubrimiento, es decir, en el 1948 (Dick, 1952). Desde 1948, ya clasificado este virus adecuadamente, apareció luego a mediana escala en un brote epidémico en la población humana en los países africanos de Tanzania y Uganda en 1952 (Smithburn, 1952), (Hamel et al., 2016). Pasaron casi una década cuando fue detectado el zika en Nigeria en tres personas pacientes, tratadas por síntomas de fiebre amarilla, pero no fue en aquel entonces un brote de zika en la población general de Nigeria (MacNamara, 1954). Se cree que los tres enfermos por fiebre amarilla adquirieron el virus del zika por el vector mosquito. Hasta ahora queda manifestado que la dinámica del virus es tanto zoonótica en el caso de los Rhesus infectados por picaduras por mosquitos y en humanos por la picada de los mismos mosquitos vectores. Para el año de 1968, se conocía de la presencia del virus en mosquitos en el África occidental pero no hubo estudios suficientes para conocer mejor el virus que permanecía aún desconocido para la comunidad científica, pero también se había ido detectando el zika en países de África oriental como en Senegal y Costa de Marfil (Faye et al., 2014).

Aunque no había sido del todo desconocido que el zika había estado en el África tropical y también en partes tropicales de Asia oriental, aun no se pensaba que fueran cepas distintas y se desconoce cómo ocurrió estos cambios moleculares para tener al final dos cepas distintas del virus del zika; así en Camboya y en algunos sitios de Vietnam se había registrado del virus del zika, cepa asiática, en las década del 1970, e incluso ya en las cercana Malasia, isla Yap e islas Micronesias (A. D. Haddow et al., 2012), (Hamel et al., 2016; Malone et al., 2016; Rabaan, Bazzi, Al-Ahmed, Al-Ghaith, & Al-Tawfiq, 2016a). Ya entrando la década de 1980 el virus zika sigue un recorrido imparable hacia el este, aparece en 1983 en las islas que comprenden la nación de Indonesia; el caso en Java, Indonesia ocurrió en su temporada alta de mosquitos, al final de la temporada de lluvia, el cual prevalece es el *Aedes aegypti i*(Olson,

Ksiazek, Suhandiman, Triwibowo, 1981). Los síntomas fueron tan comunes a los del dengue que no se diferenciaban en demasía uno del otro. Fiebres, artralgias, mareos, cefaleas, anorexias y un eczema maculopapular (Hamel et al., 2016; Rabaan, Bazzi, Al-Ahmed, Al-Ghaith, & Al-Tawfiq, 2016b; Roth et al., 2014) eran, entre otros, los síntomas más comunes en estos pacientes afectados en la isla indonesia de Java. Luego de estos brotes, el tema del virus del zika se esfumó entonces de la observación científica hasta entrado el nuevo milenio.

No fue hasta 2007 cuando reaparece el virus de zika en la región de las islas de la Federación de las islas Micronesia y otras, entre ellas, en la isla de Yap. El brote epidémico se dio con unos síntomas en 14 pacientes con artralgia, conjuntivitis y un eczema corporal. Se intentó identificar la causa y las pruebas, que no eran específicas para detectar al virus del zika, dio positivo a anticuerpos IgM de un tipo de dengue no conocido anteriormente, pero luego se descarta que era por el virus de la fiebre del dengue por el ARN (RNA, por sus siglas en inglés) que no era indicativo de un virus del dengue (Duffy et al., 2009), (Tu-Xuan Nhan, 2015), y (Ioos et al., 2014). Otras islas en específico afectadas por el virus del zika fueron Nueva Caledonia, Polinesias Francesas y la Islas Cook, las cuales habían estado sufriendo concurrentemente tres brotes de dengue, chikungunya y zika; y como vector el mosquito *Aedes spp.* (Roth et al., 2014).

El virus llega al continente suramericano en 2014 al 2015 y se extiende por Brasil. La transmisión "autóctona" del zika fuera del continente africano y de las islas del Pacífico tomó por sorpresa a la comunidad científica debido a la previa ausencia de episodios epidémicos en este continente y por la poca información científica relacionada al mismo (Hamel et al., 2016). En 21 de octubre de 2015, la Organización Mundial para la Salud (OMS) y la Organización Panamericana de la Salud (OPS) reportaron en un comunicado de vigilancia a respuesta de emergencias que lee que el extraño entonces virus del zika había llegado a Brasil y detectado

también en Colombia ("Emergencies preparedness, response Zika virus infection – Brazil and

Colombia," 2015). Esta es la primera vez históricamente que el virus del zika había llegado al

continente de las Américas. A partir de ese momento, el virus del zika tomó una dirección

ascendente, viajando con el vector *A. Aegypti* ha todo el continente y luego a las Antillas

Menores, Antillas Mayores, América Central y finalmente a los Estados Unidos de América con

la Florida como el estado primero en anunciar contagios locales autóctonos en el verano de

2016. En el caso de los EE.UU. cabe explicar, que si tomamos la prioridad comenzando no por

los estados, sino por sus territorios entonces el territorio norteamericano de Puerto Rico

detectó el virus del zika de forma autóctona en el mes de diciembre de 2015.

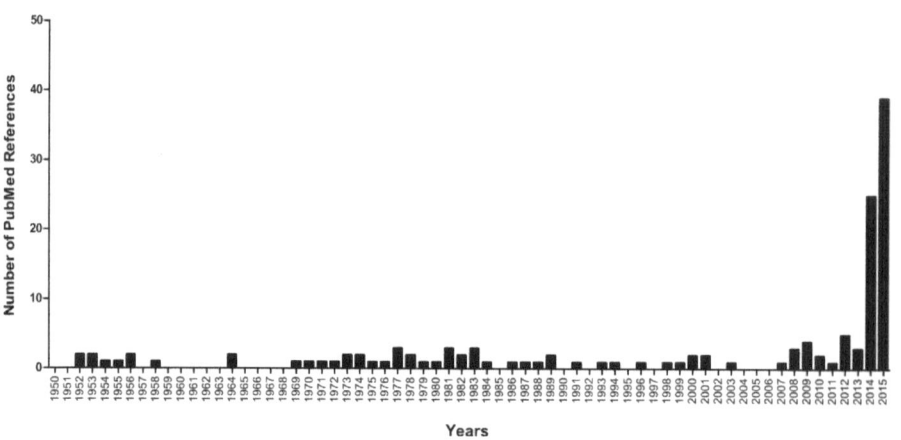

Figura 1 Frecuencia de investigaciones indexadas en la base de datos PubMed con el término
"zika virus".*(Hamel et al., 2016)*

Caracterización molecular del virus

El virus del zika es un arbovirus, es decir, es un virus que en su primordial vector es un artrópodo. En su caso son los mosquitos de varias especies, entre las más populares son las especies de *Aedes spp.*. Se le clasifica como de la familia *Flaviviridae*, y del género de los flavivirus porque tiene una relación etiológica con el virus que produce la fiebre amarilla (amarillo en latín es *flavus*) y reúnes a los demás virus como el dengue, encefalitis japonesa, virus del Nilo Occidental, entre otros (Hamel et al., 2016; Rabaan, Bazzi, Al-Ahmed, Al-Ghaith, & Al-Tawfiq, 2016a). Estructuralmente bajo un microscopio electrónico, se presenta como un virus de una hebra de ARN, envuelta en una cápsida icosaedral positiva (Malone et al., 2016).

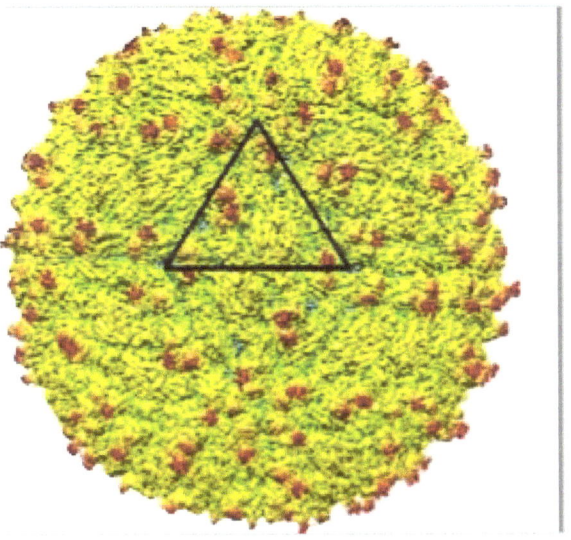

Figura 2 Virus del zika *(Malone et al., 2016)*

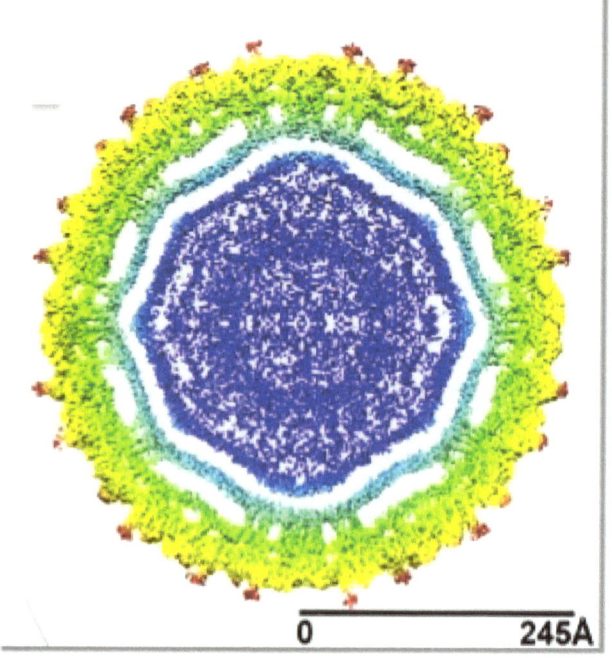

Figura 3 Visión sagital del virus del zika *(Malone et al., 2016)*

La estructura es similar a la de otros flavivirus con la "excepción de que contiene aproximadamente 10 aminoácidos que rodean el sitio de glucolisasión Asn154 en cada uno de los 180 residuos" (Sirohi et al., 2016), estos residuos de carbohidratos son el sitio clave para el enlace del virus a su célula blanco, es esta región la que varía entre las distintas cepas de un mismo virus. Se cree que este virus ha ido cambiando de la cepa asiática, presentada en la isla de Pascua (Malone et al., 2016), la cual contiene unas proteínas específicas que no son iguales al virus de zika hallado en las Américas ni en África. De aquí que pudiera concluirse primordialmente que estamos en un proceso de mutación o regionalización del virus zika de una cepa asiática a una cepa más "americana". Según el genoma de este virus, se producen 8 proteínas (Sirohi et al., 2016) tanto estructurales como no estructurales, esenciales para producir sus viriones, que son las piezas básicas del virus que luego de maduradas en un virus completo van a infectar las células blancos para luego provocar la infección dentro de esa célula y por apoptosis salir de la misma para ir hacia otras células blancos.

El hecho que el virus zika contenga una glucolisasión Asn154, parecida a la tenida por el virus del Nilo Occidental, y distinta al del dengue, puede explicar su afinidad por infectar células nerviosas o que sea neurotrópico (Sirohi et al., 2016) y (Hamel et al., 2016). Así se explicaría por qué ataca al sistema nervioso central, pues una de sus manifestaciones clínicas alarmantes son las deformaciones neurológicas de los fetos y de la incidencia alta del Síndrome del Guillan-Barré (SGB) en los adultos. El mismo estudio que hace el trayecto filogenético del virus en la isla de Pascua dice que el brote epidémico en las islas Micronesias fue la reintroducción de la cepa asiática con algunas pequeñas variantes, y por tanto sugiere que el virus en Brasil, por ejemplo, puede tener unas variaciones adicionales, que pueden o no aumentar sus consecuencias en los hospederos finales, tales como mayores casos de SGB o más frecuentes malformaciones neurológicas en los fetos que las cepas primordiales africanas y asiáticas (A. D. Haddow et al., 2012).

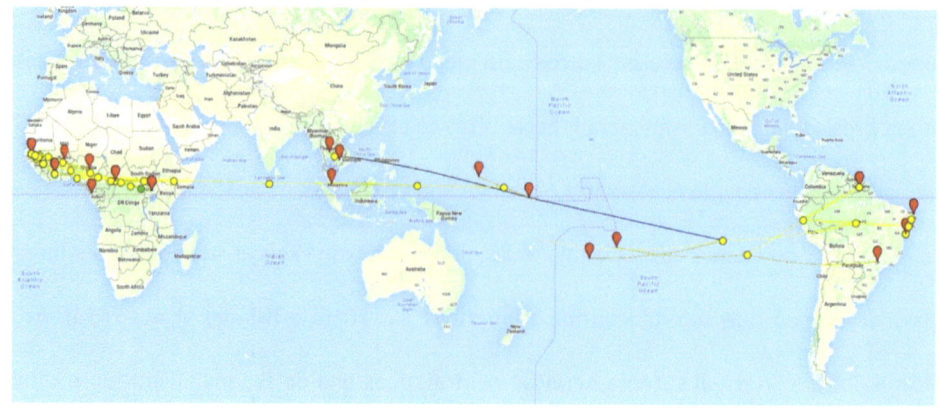

Figura 4 Rutas filogenéticas del virus del zika hacia las Américas *(Malone et al., 2016)*

Los puntos amarillos (Figura 4) son muestras con cepas ancestrales relacionadas. Los puntos rojos son muestras tomadas puntualmente, y el punto verde es el origen del virus del zika.

Dinámica de infección del virus

Epidemiología

Dado el rápido ascenso en los casos de enfermos por zika en las Américas, la OMS la ha considerado una nueva enfermedad infecciosa emergente (Hamel et al., 2016) A la vez, por las razones dadas antes, permanece siendo un virus desconocido si los comparamos con otros arbovirus como la fiebre amarilla, dengue, chikungunya, virus del Nilo Occidental.

Modos de transmisión

El modo de transmisión de este virus de persona a persona se entiende que ocurre principalmente con la participación de un vector artrópodo, en este caso es el *Aedes spp.*. Aunque se han identificado históricamente otras especies de mosquitos que pican sólo a monos *Rhesus* o ciclo selvático, o a humanos, inclusive a aves como los *Culex sp.* (Rabaan, Bazzi,

Al-Ahmed, Al-Ghaith, & Al-Tawfiq, 2016a). Así se ha identificado desde hace mucho tiempo que el mosquito *Aedes spp.* vector del virus del zika pica a seres humanos para alimentarse y continuar su proceso de ciclo de vida, a su vez, al picar, pasa este virus a células epidermales humanas desde las glándulas salivares del mosquito. De ahí el virus va profundizando al torrente sanguíneo humano buscando células que le permitan el desarrollo de su infección para así seguir replicando este modelo de infección de célula humana a célula humana hasta que la lucha entre el virus y el sistema inmunológico humano logra detener ese ciclo viral infeccioso (Caylà et al., 2016; Grischott, Puhan, Hatz, & Schlagenhauf, 2016; Hamel et al., 2016; Ioos et al., 2014; Liuzzi, Nicastri, Puro, Zumla, & Ippolito, 2016; Malone et al., 2016; Musso, Nilles, & Cao-Lormeau, 2014; Rabaan, Bazzi, Al-Ahmed, Al-Ghaith, & Al-Tawfiq, 2016a; Sirohi et al., 2016; Soares de Oliveira-Szejnfeld et al., 2016; "Special Report Zika Virus and Birth Defects — Reviewing the Evidence for Causality," 2016; Tu-Xuan Nhan, 2015; "Update: Ongoing Zika Virus Transmission — Puerto Rico, November 1, 2015–July 7, 2016," 2016; Ye et al., 2016). Se ha categorizado y estudiando las distintas vías de transmisión del virus a través del mismo mosquito, por vía sexual, sea seminal o vaginal, por saliva y hasta por la leche materna (Grischott et al., 2016).

El primer caso de relación entre la transmisión no selvático del virus del zika, fue la de transmisión sexual por vía del semen de un varón estadounidense que infectó de zika a su esposa luego de haber llegado de Senegal, África (Grischott et al., 2016; Ioos et al., 2014). El CDC luego estudió este caso y había recomendado el uso de la abstinencia o el condón a varones que hayan visitado zonas con transmisión activa del zika durante 60 días y que luego fue extendido hasta 90 días (JT et al., 2016). La transmisión sexual vía líquidos vaginales fue también expuesta como posible de algunas infecciones desde mujeres a hombres y de mujeres a mujeres también han aparecido en la literatura científica recientemente (Grischott et al., 2016; JT et al., 2016; Liuzzi et al., 2016). En consecuencia, ha habido casos también entre infección entre varones homosexuales vía seminal (Grischott et al., 2016), así que aunque aún el mecanismo de enfermedad se desconozca se hace importante promover el uso de condones y otras maneras de seguridad a la hora de tener relaciones sexuales y así detener el impacto de nuevas infecciones del virus mediante estas vías de transmisiones sexuales.

Uno de las vías de transmisiones es particularmente importante para las mujeres en edad de embarazo, pues el zika puede pasar la barrera cordón umbilical y placenta y allegar al feto en desarrollo (Grischott et al., 2016). Se cree que se aloja en las células umbilicales llamadas fibroblastos (Malone et al., 2016; Rabaan, Bazzi, Al-Ahmed, Al-Ghaith, & Al-Tawfiq, 2016a) que migran luego a los tejidos fetales, de ahí puede recorrer los tejidos nerviosos-neurológicos en desarrollo del feto o del embrión según sea la semana del contagio. Se ha visto que mientras más temprano es el contagio de la madre embarazada, es decir en las primeras semanas que componen el primer trimestre de embarazo, mayor es el daño neurológico podría presentar el feto y mayor sería un cuadro de sufrir la madre un aborto espontáneo ("Correspondence Prolonged Shedding of Zika Virus Associated with Congenital Infection," 2016; Soares de Oliveira-Szejnfeld et al., 2016).

Algunas otras presencias de carga viral se han visto en la saliva de los infectados, en la leche materna y en la orina, pero no se ha podido concluir que sean vías de transmisión infecciosa ("Correspondence Prolonged Shedding of Zika Virus Associated with Congenital Infection," 2016; Grischott et al., 2016; Liuzzi et al., 2016; Soares de Oliveira-Szejnfeld et al.,

2016). Sólo ha ocurrido un par de casos por infección de zika a neonatos nacidos sin el virus por una madre infecciosa por la leche materna, se sugiere que se siga investigando esta probabilidad o si es en casos muy raros, estos casos fueron detectados en las embarazadas de las islas de la Polinesia Francesa (Grischott et al., 2016). Recientemente, se ha ido comprobando que otro vehículo de transmisión no arbórea del zika es a través de la sangre, en especial en los bancos de sangres o de alguno de sus componentes y en hombres con sangre en la esperma ("Emergencies preparedness, response Zika virus infection – United States of America - Puerto Rico," 2016; Rabaan, Bazzi, Al-Ahmed, Al-Ghaith, & Al-Tawfiq, 2016a; Soares de Oliveira-Szejnfeld et al., 2016; Tu-Xuan Nhan, 2015). En los EE.UU, incluyendo a Puerto Rico, se está cribando y analizando toda donación de toda sangre a nivel de todas las jurisdicciones sanitarias para la detección del virus y evitar su transmisión por este modo (Rasmussen, Jamieson, Honein, & Petersen, 2016).

Manifestaciones clínicas

Desde que apareció el virus del zika en la literatura científica, siendo la isla Yap de las Micronesias, y luego Brasil, en el 2012 y 2014 respectivamente, sólo se decía del mismo que sus síntomas eran los síntomas familiares que se veían en una infección por dengue o por chikungunya (MacNamara, 1954). No había presentaciones sintomáticas más serias que aquellas que tenían las presentaciones del virus del dengue y chikungunya, se resaltaba mucho que no era hemorrágico como el dengue, y no era tan doloroso en artralgias como el chikungunya (MacNamara, 1954; Roth et al., 2014). Sin embargo, el foco de atención del mundo sanitario estaba en la pandemia del virus chikungunya en las Américas, que cobró un pico de importancia en los años 2014-2015, por lo novedoso del virus zika por las dolorosas e intensas artralgias que producía en personas infectadas sintomáticas y merecía que se hicieran "mapeos" y demás estudios novedosos para tasar su dispersión, muchas veces, junto con el virus del dengue (Zambrano et al., 2016).

En cuanto a la sintomatología específica del virus del zika se destaca que un 80% de los infectados no presenta ninguna sintomatología según el CDC. De los infectados y que sí presentan síntomas se menciona que a partir del período de incubación, determinado como desde que el virus accede por las distintas vías de transmisión mencionadas, más comúnmente la vía del vector mosquito, tarda desde 3 a 12 días en presentarse según el CDC. Entre las mismas es una fiebre moderada, menor que la fiebre causada por el dengue, muy parecida a la fiebre de otros arbovirus; incluyen además eczema maculopapular, mialgias, artralgias, dolor de cabeza y una conjuntivitis o dolor retro-ocular (MacNamara, 1954). Los síntomas van desapareciendo en su totalidad alrededor de 2 semanas.

Sin embargo, luego de estas dos semanas de remisión de síntomas, en adultos se ha visto un inusual aumento de casos del raro síndrome de Guillain-Barré en las zonas afectadas por esta epidemia comenzándose a detectar inicialmente en las islas Micronesias y Brasil subrayado en (Caylà et al., 2016). También se vio un aumento inusual en casos de microcefalia en fetos infectados en su primer trimestre el cual es tan severo que levantó la alarma de la OMS (Plourde & Bloch, 2016).

Poblaciones vulnerables

Desde un principio se estableció por los organismos de salud mundiales, como la OPS o la OMS que la población vulnerable era *una mujer en edad reproductiva, activa sexualmente, que vivía o visitaba un área de transmisión del zika por el vector Aedes sp., o una mujer ya embarazada que visitara o viviera en un lugar donde había transmisión activa del*

virus. La razón principal para esta recomendación era que el zika podría estar relacionado a una manifestación severa de microcefalia (Rasmussen et al., 2016). Luego la situación seguiría dando sorpresas, pues no era el zika una enfermedad de la mujer, sino una enfermedad de todos. Hasta hoy, se conoce que el zika ataca el sistema nervioso central de adultos y niños produciendo el raro síndrome de Guillain-Barré y otros problemas de coagulación, que se asemejan mucho a otros flavivirus (Hamel et al., 2016). Luego el hombre es parte protagónico, pues su semen puede ser reservorio para el contagio de su pareja sean mujeres como hombres (Caylà et al., 2016; Liuzzi et al., 2016; Rabaan, Bazzi, Al-Ahmed, Al-Ghaith, & Al-Tawfiq, 2016a). Ante todo esto, mucho se ha hablado de una rápida solución a través de una inmunización por vacunas, que aun no existen para muchos flavivirus, excepto la fiebre amarilla, pero que ha hecho que muchas medidas de control de vectores cayesen en una sombra o fuera de la prioridad inmediata en muchas poblaciones y de sistemas sanitarios como lo es en Puerto Rico, esto dificulta más el control de esta epidemia al subir demasiado las esperanzas y no incentiven a las personas a acabar con los criaderos de mosquitos de forma inmediata (Dredze, Broniatowski, & Hilyard, 2016).

Fetos con zika: la microcefalia severa, daños neurológicos y lo que aun no sabemos

Ningún flavivirus conocido hasta hoy era capaz o podía relacionarse con la malformación de fetos en madres embarazadas infectadas con zika. Varios estudios relacionan con todo el rigor científico de que el virus del zika es responsable de los daños fetales como podemos ver en los estudios de Rasmussen et al. que sale en la literatura como un reporte especial de sumo impacto en toda la comunidad científica del mundo (Rasmussen et al., 2016).

Se piensa hoy, de forma más certera, que los peores daños del zika sobre el feto ocurren durante el primer trimestre del embarazo (Grischott et al., 2016; Jimenez, Shaz, & Bloch, 2016; Malone et al., 2016; W. S. MD, MD, MD, & MD, 2016; Nishiura et al., 2016; Pacheco et al., 2016; "Special Report Zika Virus and Birth Defects — Reviewing the Evidence for Causality," 2016; "Update: Ongoing Zika Virus Transmission — Puerto Rico, November 1, 2015–July 7, 2016," 2016). Esto dirige los esfuerzos sanitarios a evitar el contagio del zika por las diferentes vías de transmisión. El uso de profilácticos en regiones donde la infección de zika es activa. Las campañas multinacionales de evitar los criaderos de mosquitos en las comunidades, etc. Aunque las probabilidades del zika de causar microcefalias son menores a la del virus rubeola, éste último ya tiene una vacuna por lo que deja al zika como un factor de control social y no tanto de control individual "sensu stricto". Pues toda la comunidad debe moverse en actividades anti-zika para evitar que ocurran estas malformaciones que provocan abortos o bebés con problemas severos neurológicos, entre ellos la microcefalia severa asociada al virus del zika (Soares de Oliveira-Szejnfeld et al., 2016).

Aunque se dice que el primer trimestre es el más delicado para el feto, también existe una posibilidad de daños y calcificaciones en los fetos que hayan sido contagiados por zika en el segundo trimestre con algunas muertes de los mismos (Grischott et al., 2016). En tercer trimestre, hay consenso que es hay mucho menos riesgo de anormalidades "visibles" para el feto en desarrollo ("Correspondence Prolonged Shedding of Zika Virus Associated with Congenital Infection," 2016; Pacheco et al., 2016).

El zika: epidemia "silenciada" en Puerto Rico

Esferas de Política Pública en Salud Pública

Estado y Gobierno

El Departamento de Salud (no siempre con ese mismo nombre) ha sido constituido por la ley orgánica de Ley Núm. 81 del 14 de mayo de 1912; (Enmendada en el 1976, ley 13; 1977, ley 126); (3 L.P.R.A. sec. 171 y ss). Por lo tanto, es una entidad puramente independiente del Estado Libre Asociado en sentido estricto en su historia jurídica, que se instituye por la ley orgánica 600 del Congreso. Pero que en el 2016 cae en desgracia por la resolución del Tribunal Supremo de los EE.UU. en 2016: *Commonwealth of Puerto Rico v. Sánchez Valle*[1]. En una histórica decisión, en un solo día, los tres poderes ejecutivos de los EE.UU., coinciden que nunca existió la soberanía de Puerto Rico en manos de los puertorriqueños sino que la misma siempre ha residido plenamente en las manos del Congreso de los EE.UU..

Según estas circunstancias "novedosas" para algunos se debe mirar nuevamente al Departamento de Salud como un ente más interrelacionado y dependiente de los poderes de los organismos sanitarios estadounidenses que propiamente un departamento con "autonomía" propia delegada por los poderes ejecutivos que otorgaba el Estado Libre Asociado. Entre los mismos están el "Health Department and Human Services" (HSS, por sus siglas en inglés), "Centers of Disease Control and Prevention" (CDC, por sus siglas en inglés), "Environmental Protect Agency" (EPA, por sus siglas en inglés), y "Public Health Service Commissioned Corps" (PHSCC, por sus siglas en inglés).

---

[1] https://zika.supremecourt.gov/opinions/15pdf/15-108_k4mp.pdf

Actualmente, el HSS está dirigido por Mrs. Sylvia Mathews Burwell; el CDC está dirigido por Dr. Thomas R. Frieden; la EPA está dirigida por Ms. Gina McCarthy; zika el PHPSCC está dirigido por el Cirujano General Dr. Vivek Murthy. Es notable que todas estas entidades han estado presentes en la isla durante el transcurso de la epidemia del zika ya como asesores como o directores de estrategias o políticas públicas a la Dra. Ana Ríus Armendáriz, Secretaria del Departamento de Salud de Puerto Rico, y al Gobernador de la isla, Hon. Alejandro Javier García Padilla. Es de notar también que el Presidente Obama dio un anuncio a la isla, luego de cambiar la estrategia de fumigación aérea con químicos, a la población y a los regidores de la misma que deben actuar ya, y con mayor entusiasmo[2].

La responsabilidad de la Secretaria de el HSS, Mrs. Sylvia Mathews Burwell es "asegurar que cada estadounidense tenga acceso a los servicios sanitarios para una vida saludable y productiva" (traducido del inglés)[3]. Mientras su homóloga en la EPA, Ms. Gina McCarthy, tiene como su misión el abogar por crear e implantar "estrategias de sentido común" para proteger la salud pública y al ambiente, según se lee en la propia página web de la agencia. Mientras que el Dr. Thomas R Frieden, director del CDC, tiene como su responsabilidad general de "proteger la salud del estadounidense de cualquier amenaza a la garantía y seguridad en la salud sea de origen interno o foráneo (traducido de la página en línea de la agencia) y combate las enfermedades y problemas de salud en las comunidades con recomendaciones. Finalmente, el Cirujano General Dr. Vivek Murthy tiene como su gran responsabilidad, y traduzco del sitio web de la agencia, "proteger, promover y adelantar la salud y la seguridad de la Nación" mediante las estrategias de responder rápidamente a las necesidades de salud pública,

---

2 https://zika.whitehouse.gov/photos-and-video/video/2016/08/01/mensaje-del-presidente-obama-sobre-el-zika-en-puerto-rico
3 http://zika.hhs.gov/about/leadership/secretary/sylvia-mathews-burwell/index.html

prácticas de liderazgo y de salud pública, y adelantar la ciencia de la salud pública[4].

Entre las múltiples deberes del Departamento de Salud, y por tanto de todos los organismos que controla la Secretaria de Salud, Dra. Ana Ríus Armendáriz, otorgado por la ley orgánica que lo constituye[5]:

Art. 5 Medidas de emergencia para combatir epidemias (3 L.P.R.A. sec. 175)

En caso de que alguna epidemia amenazare la salud del Estado Libre Asociado, el Secretario de Salud tomará las medidas que juzgue necesarias para combatirla y con la aprobación del Gobernador incurrirá en los gastos que sean necesarios por cuenta del Gobierno Estadual (sic), con cargo al Fondo Estadual (sic) de Emergencia, creado por las [3 LPRA secs. 457 a 465].

Art. 7 Problemas de salud pública; información sobre enfermedades y epidemias (3 L.P.R.A. sec. 176)

El Secretario de Salud prestará atención a todas las cuestiones que afecten a la salud pública que por ley se le encomienden, y publicará informaciones adecuadas acerca de enfermedades reinantes y epidémicas.

Art. 10 Servicios de estadística y otros servicios (3 L.P.R.A. sec. 177)

El Secretario de Salud mantendrá y tendrá a su cargo aquellos servicios de estadísticas vitales y aquellas que fueren necesarias para el desempeño de sus funciones, y todos aquellos otros servicios necesarios, para la protección, cuidado, mejoramiento y conservación de la salud pública que por ley se le asignen.

Art. 12 Reglamentos para prevenir enfermedades y proteger la salud pública (3 L.P.R.A. sec. 178)

El Secretario de Salud tendrá poderes para dictar, derogar y enmendar reglamentos:

(1) Con el fin de prevenir y suprimir las enfermedades infecciosas, contagiosas o epidémicas.

(2) Para proteger la salud pública en cualquier servicio, negocio, actividad o caso que la pudiera afectar, tales como el abastecimiento de agua, alimentos y bebidas, construcción de edificios, ventilación de edificios, drenaje, instalaciones de plomería, hoteles, posadas, casas de huéspedes, casas de dormir, cafés, restaurantes, fondas, cantinas, casas de vecindad, casas privadas, casas en general, escuelas, fábricas, talleres, establecimientos industriales, mataderos y matanza, carnicerías, mercados, basuras, transporte de basuras y abonos orgánicos, limpieza de letrinas y sumideros, vías públicas, ferrocarriles, tranvías, hospitales, casas de salud, sanatorios, animales, cadáveres, cementerios, inhumaciones y exhumaciones, autopsias, embalsamamientos, barberías, peluquerías, y salones de

---

[4] http://zika.usphs.gov/aboutus/mission.aspx
[5] http://zika.lexjuris.com/LEYORG/lexsalud.htm

belleza, baños públicos, etc. Disponiéndose, que nada de lo contenido en esta sección autorizará la promulgación de reglamentos que priven a un empleado del sexo femenino, del derecho a elegir el médico que deba practicar el examen en cuanto a su condición física. El Secretario de Salud mediante reglamentos definirá la clase de aparatos sanitarios que deberán instalarse y conservarse en edificios públicos y particulares; prescribirá reglas y reglamentos para la inhumación y transporte de cadáveres, y los que deban observarse al dar cuenta de las enfermedades infecciosas o contagiosas, y sobre el aislamiento y tratamiento de las mismas; y para impedir la contaminación de todas las aguas que se usen para beber o para fines domésticos.

Por lo tanto, el territorio no incorporado de Puerto Rico tiene un marco legal muy bien estructurado y específico sobre cómo actuar en casos de emergencias sanitarias como lo es la epidemia del virus del zika. Le sobra experiencia controlando el vector *A. aegypti* desde las décadas 1950, 1960, 1970, y 1980. En la década de los 1990 también se luchó con una gran epidemia de dengue que fue controlada con el saber de la experiencia por tantos años con el mismo vector catalogado como "endémico" (REZ, VORNDAM, & CLARK, 2001). La pregunta que surge de inmediato es ¿qué sucedió con esta emergencia, si es el mismo vector "de siempre" como dice mucha gente informalmente? ¿Por qué el descalabro en esta epidemia fue de tal grado que llevó al cuasi total control de los organismos federales, que no tienen la vasta experiencia en tratar y controlar al vector en cuestión a tomar parte activa y dejar en pasividad a la Secretaría de Salud?

Comunicados de Prensa del Departamento de Salud sobre la situación del zika

Los comunicados de prensa del Departamento de Salud[67] son analizados según la frecuencia por meses y luego analizado su contenido, usando el método de algoritmo de "word crowding":

---

[6] http://www.salud.gov.pr/Prensa/Pages/default.aspx
[7] https://www.dropbox.com/sh/6zlmlgs8sx4yk0d/AAADvy14n2lFcWcbq_Pa6qIaa?dl=0

Tabla 1: Frecuencia de Comunicados de Prensa por el Departamento de Salud

Comunicados de Prensa (Departamento de Salud)	
Diciembre 2015	1
Enero 2016	7
Febrero 2016	2
Marzo 2016	9
Abril 2016	4
Mayo 2016	7
Junio 2016	8
Julio 2016	6
Agosto 2016	9
Septiembre 2016	5
Total	58

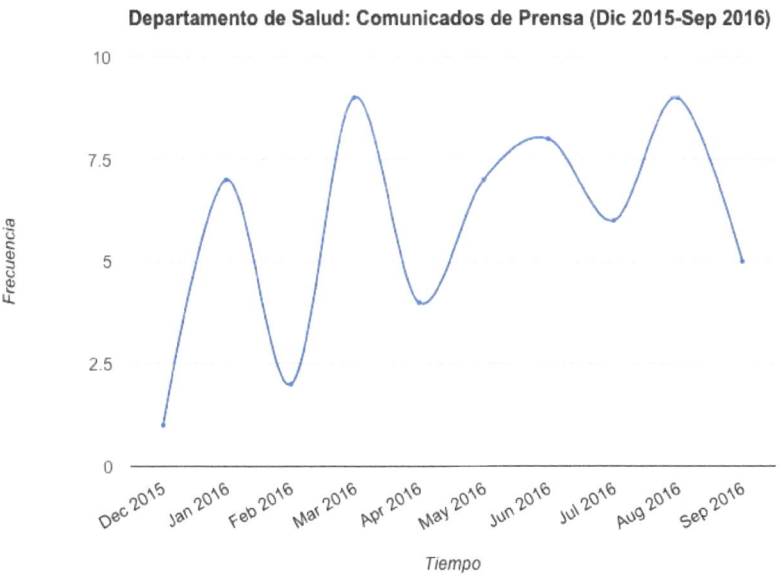

Figura 1: Gráfica de las frecuencias de los comunicados de prensa del DS

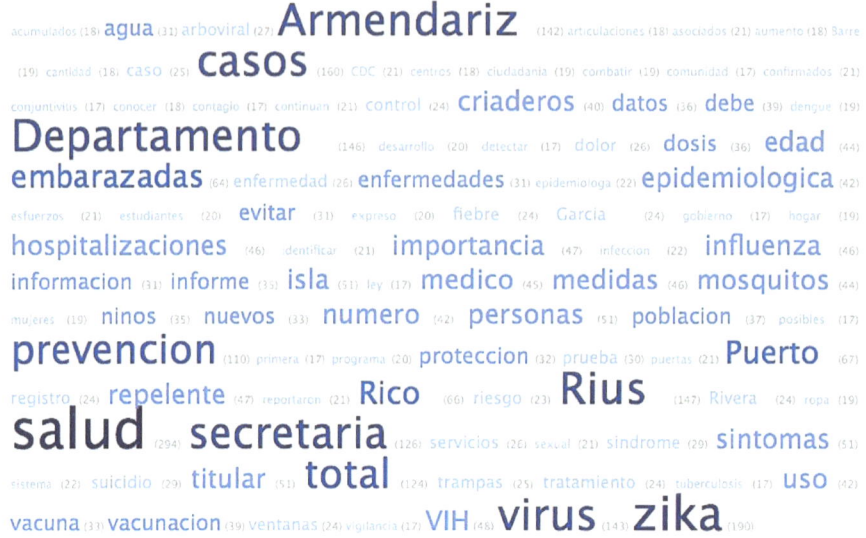

Figura 2: Mapa de frecuencia de palabras de los comunicados de prensa del Departamento de Salud de Puerto Rico en el año epidemiológico 2016

El Departamento de Salud ha sido un protagonista mayor en el "silenciamiento" de las epidemias del chikungunya (que ya habían casos reportados no divulgados públicamente desde febrero de 2014, y no fue que "explotó" a la luz pública en el verano del mismo año que era ya una epidemia) y del zika. A diferencia de la epidemia de chikungunya de 2014-15, la epidemia del zika no termina con la remisión simplona de sus síntomas. Sí, que el chikungunya puede dar artralgias de por vida y, en casos específicos, sean condiciones incapacitantes; pero el virus del zika puede dar con más frecuencias esas mismas condiciones incapacitantes en un grado más terrorífico. Entre sus secuelas en los adultos jóvenes hasta ancianos puede conducir al síndrome de Guillain-Barré, que en toda su gama está desde la completa recuperación, quedar encamado para toda la vida o morir del mismo síndrome o por otra comorbilidad que aprovecha el estado enfermizo de la persona para provocarle su muerte. Tampoco se puede olvidar, sus aun no subrayados efectos trombocitopénicos como si fuera dengue hemorrágico y de otros virus de la familia *Flaviviridae*. Según esos comunicados de prensa tomados en conjunto, los 58 comunicados de prensa, con sus títulos y resúmenes, no reflejan el estado de emergencia real que viven muchos puertorriqueños infectados por este virus y que sí son sintomáticos, y cabe destacar, que los asintomáticos no se escapan del riesgo de contraer trombocitopenias o el mismo síndrome de Guillain-Barré.

Según nos revela el mapa de frecuencia de palabras en el análisis de los comunicados escuetos del Departamento de Salud, no siempre se dice lo que realmente ocurre, pues varios comunicados de prensa era para sólo destacar un tema de salud del momento, como por ejemplo, la cigüatera en la Semana Santa, la marihuana, o de algún programa contra otra condición limitante u enfermedad como el VIH. El zika no es el protagonista en negrilla como debería haber sucedido desde siempre. El zika fue intencionadamente silenciado en los primeros meses del año 2016. "Explotó" el zika en la *vox populi* y en la opinión pública cuando ya no se podía esconder más. Cuando ya morían pacientes y cuando la población, ante la falta de información local, empezó a temer. Ahí fue cuando luego desde el verano en adelante el zika toma relevancia la administración actual del Departamento de Salud comenzó las llamadas "campañas" en desfase, es decir, en momentos en que la epidemia arropara la isla inminentemente. Así, las campañas de "prevención" que constantemente se viene diciendo una y otra vez "ad-nauseam" intentan llenar el vacío de la negligencia en prevenirla cuando había tiempo de prevenirla. *Pre-venir*, la palabra misma, nos dice que es antes que llegue, no cuando esté en la fase explosiva en la población, pues esta "prevención" solo ha servido para quedar bien con un discurso salubrista irresponsable y negligente que nadie le pide cuentas.

Además, si miramos bien el mapa de frecuencia de palabras, nos podemos dar cuenta que además del zika, había otra cosa más en el tintero. Se puede observar que una epidemia de influenza estaba ocupando moderadamente en los meses de invierno y primavera en la isla, y el zika se colaba ya en el silencio de las miradas negligentes que nunca lo tomaron en serio o se les prohibió que se sacara a la luz del pueblo con la ayuda de parte de la opinión pública que no hizo una labor defensora salubrista, con alguna excepción puntual, para alertar al pueblo que el enemigo mayor no era la "flu"; pues, esa "flu", solo era un caballo troyano que haría impedir ver al enemigo más fuerte pasando por el lado de todos: el virus del zika.

Comunidad científica y/o clínica

La comunidad médica y clínica local han estado alertas desde que comenzaron los casos de microcefalia severa por zika en Brasil. En principios de este año 2016 el Departamento de Salud notifica a la clase médica y profesionales de la salud lo que le ha ordenado como guía el CDC local y de Atlanta[8]. Es de subrayar que la misiva de la Circular de Salud va acompañada del informe semanal que publica el CDC llamado "Morbidity and Mortality Weekly Report" (MMWR, por sus siglas en inglés). Este reporte era el vol. º65 del 19 de enero de 2016. Se trata principalmente de un "flowchart" de cómo identificar a las pacientes embarazadas en jurisdicciones estadounidenses que posiblemente estén infectadas por el virus del zika. Se destaca que no hay pruebas específicas para el virus del zika y por tanto se descarta

---

[8] http://files.ctctcdn.com/703f776d401/8b096851-bf2c-464a-a05c-f32642ec6dd0.pdf

que las pruebas existentes para flavivirus sirvan para detectar efectivamente para el virus del zika, incluyendo procedimientos de PCR en el líquido amniótico. Luego se dan instrucciones de cómo proceder si se halla un caso de zika en un feto a través del monitoreo fetal de cada 3 a 4 semanas mediante ecografías. Lo importante en este comunicado de Salud, es que el zika se vuelve una enfermedad que debe ser reportada a Salud por parte de los médicos y laboratorios.

En el 12 de abril de 2016, el Departamento de Salud le envía a la clase médica de Puerto Rico la Orden Administrativa Núm. 350 donde se "ordenar a los planes médicos y/o seguros de salud ampliar el acceso a métodos contraceptivos eficaces, entre otras actividades, como el resultado del virus zika en la isla"[9, 10]. Se les dice a los médicos que el plan es la prevención de la picada del mosquito y luego sigue con una serie de mandos de coordinación de recogido de neumáticos y de "impactos" en cementerios y sitios sépticos, no se dice en qué consistieron esos "impactos" en tales lugares, además del recogido de neumáticos. Se habla de educación a la ciudadanía, pero tampoco se menciona qué método de educación es o estrategias de promoción se utilizarían. Se habla también de un número de casos de zika confirmados, menos de 100, y el número adicional de embarazadas infectadas con zika. El comunicado de prensa tiene fecha del 8 de abril de 2016.

Luego en la página oficial del Colegio de Médicos y Cirujanos de Puerto Rico resalta una noticia de Univisión de Puerto Rico sobre la emergencia del zika en la isla junto con la "crisis humanitaria" que habla el gobernador que incluye que se acaban los fondos de salud federales y que invitan a marchar para ello[11,12]. Se asocia entonces el tema del zika con la quiebra del sistema gubernamental por causa del deterioro fiscal y pagos a bonistas.

---

[9] http://files.ctctcdn.com/703f776d401/57085869-9f0a-45bc-ad00-f6fc09696b69.pdf
[10] http://zika.colegiomedicopr.org/orden-administrativa-num-350-virus-zika/

Finalmente, en esa misma página se invita a un viaje a Cuba para el mes de noviembre, para "ver" cómo las autoridades cubanas han tratado el zika. Sin embargo, en esa misma página no se produce nada al público sobre cómo y qué hacer frente a esta nueva enfermedad, que en los meses de veranos llegaría a niveles tan altos que haría saltar la alarma de emergencia por el gobierno a nivel federal.

Frecuencia cronológica del tema del virus del zika en la Opinión Pública

Tabla 2: **Frecuencia de Noticias en línea sobre "zika" y "Puerto Rico"**

	ENDI	VOCERO
Dec 2015	1	5
Jan 2016	13	25
Feb 2016	33	43
Mar 2016	28	19
Apr 2016	34	14
May 2016	57	19
Jun 2016	25	12
Jul 2016	42	16
Aug 2016	41	32
Sep 2016	39	20
Oct 2016	17	11
Totals	330	216
Gran total	546	

---

[11] http://especiales.univision.com/salud-en-puerto-rico/
[12] http://zika.colegiomedicopr.org/puerto-rico-en-emergencia/

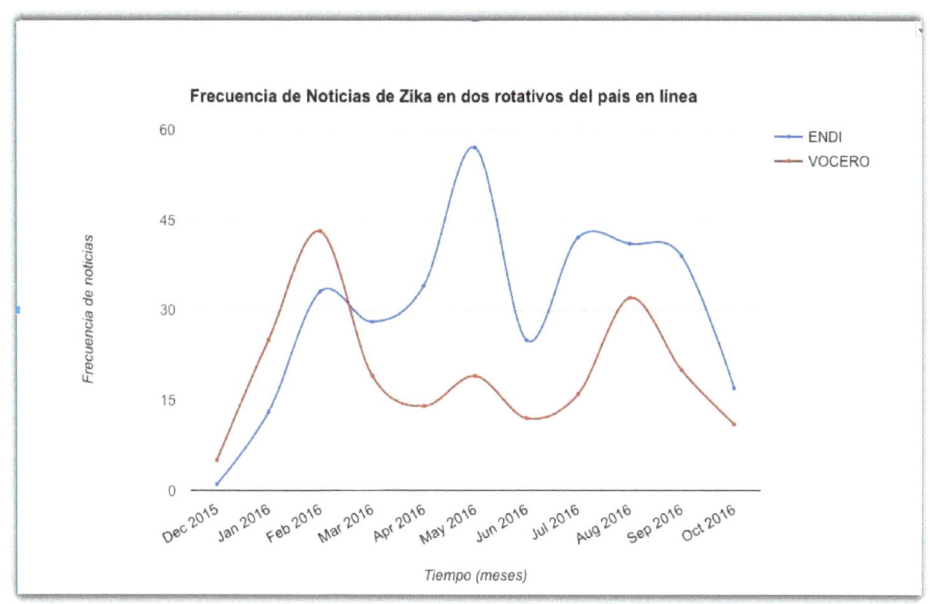

Figura 2: Frecuencia de noticias de dos rotativos en línea en PR sobre zika[13]

Las noticias de los dos principales medios noticiosos por escrito, o prensa escrita, en línea, fueron recabadas utilizando primero la palabra clave "zika" en el buscador de cada portal, y luego ver que "Puerto Rico" estuviera en el contenido. Cuando ambas condiciones se cumplían entonces se consideraba la noticia para contarse para ese particular mes. Comienzan ambos portales en el mes de diciembre de 2015 pues es el mes donde, por vez primera, se publica en la página de Salud de Puerto Rico que hay un primer caso de zika en la isla, la fecha de esta noticia es para el último día del año, pero que coincide con la semana epidemiológica número uno para el año 2016. La semana epidemiológica se determina para un año en particular buscando ese primer sábado de enero. Ese sábado sería el día 7 de la primera

---

[13] Repositorio personal de noticias: https://zika.dropbox.com/sh/lhzdxh4dutchtdf/AAC8AJdCL08xeqo2WUSRaRrma?dl=0

semana epidemiológica del año. Así para el año de 2016, la primera semana epidemiológica comenzó el 27 de diciembre de 2015 y terminó el 2 de enero de 2016. Así se cuenta hasta sumar 52 semanas, que forman un año epidemiológico completo.

Se resaltan en modo panorámico varias áreas en el transcurso cronológico de las frecuencias de las noticias, comenzando con el mismo inicio de las mismas hasta el 29 de octubre de 2016:

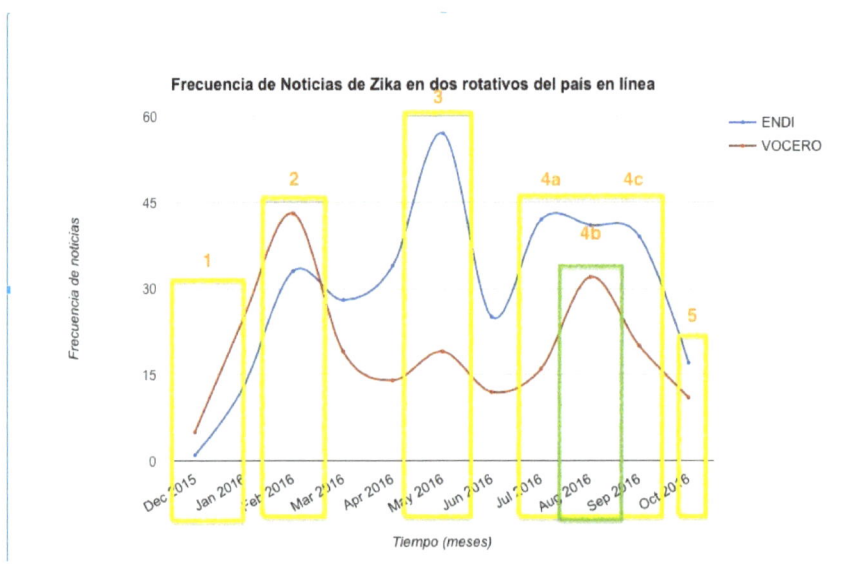

Figura 3: Áreas de interés donde ocurren las frecuencias picos más el comienzo y final del intervalo de tiempo (31 de diciembre de 2015 hasta 29 de octubre de 2016).

Tabla 3: Comparación de los sucesos según el medio de comunicación

Área de interés	El Nuevo Día	El Vocero
1	Se resalta la noticia de un primer caso de zika, donde la persona que lo sufre, queda ahogada en otras palabras que se repiten una y otra vez como: chikungunya, dengue, dolor, enfermedades, embarazadas, Puerto Rico, zika, y virus. Cabe destacar que la persona positivo a zika era una persona "mayor de 65 años" sin mencionar su edad real. Véase Mapa de Palabras en Apéndice 2: "Mapa de Palabras para Grupo 1 del Nuevo Día"	Se resaltan varias noticias desde un alerta de zika, un primer caso de zika en la isla y luego que el CDC "podrían" viajar a la isla. Las palabras que más frecuencia tienen en orden descendente: zika, virus, chikungunya, mosquitos, transmitido, síntomas, Rivera, casos, repelente, conjuntivitis… La persona que es la protagonista de ser la primer caso de zika en Puerto Rico queda nuevamente ahogada en un léxico que la esconde de la atención principal, no se menciona su edad, sólo se dice que no es un viajero frecuente y que es una transmisión local. Véase Mapa de Palabras en Apéndice 2: "Mapa de Palabras para Grupo 1 del Vocero"
2	En este grupo de noticias se ve que el virus del zika está fuera de control y comienzan a tomar medidas como recogido de neumáticos, repelentes para las embarazadas, se habla de emergencia, se habla de peritos federales y del CDC. El Gobernador une la crisis del zika con la crisis fiscal y se enredan ambos temas hasta con el Secretario del Tesoro, Jack Lew. También se habla de aumentar los fondos del	En este grupo de noticias del Vocero se puede comparar los mismos problemas que van surgiendo: el virus del zika como una amenaza y emergencia de salud pública que requiere todos los esfuerzos del Estado para combatirlo. A diferencia del Nuevo Día, en este conglomerado se usó mucho el caso de Brasil, las parálisis provocadas por el Síndrome de Guillan-Barré y no

Medicaid y Medicare por esta situación, se habla también de legislación presidencial para pasar por el Congreso para dar más fondos a entidades sanitarias en la lucha contra el zika. Cabe destacar que el nombre del vector es apenas mencionado, pero sí las palabras dengue y chikungunya.

Las palabras más frecuentes en orden descendente: zika, virus, salud, Puerto Rico, emergencia, embarazada, casos, neumáticos, microcefalia, evitar, criaderos, semana, departamento, CDC, dengue, chikungunya...

Véase Mapa de Palabras en Apéndice 2: "Mapa de Palabras para Grupo 2 del Nuevo Día"

tanto lo de las agencias federales, crisis de neumáticos como sí ocurrió en el Nuevo Día para este mismo conglomerado. Aunque sí se habla del proyecto de ley por el Presidente Obama para pedir fondos contra la lucha contra el zika.

Las palabras más comunes en orden descendente: zika, virus, Salud, casos, Puerto Rico, mosquito, microcefalia, embarazada, emergencia, sangre, síndrome, prevención, CDC, etc....

Véase Mapa de Palabras en Apéndice 2: "Mapa de Palabras para Grupo 2 del Vocero"

3

Este caso llama la atención pues es casi silenciada la epidemia del zika en sus raíces más profundas, y sólo se toca en la opinión pública lo risible y hasta profano. Este conglomerado resalta la "gran importancia que tuvo la cancelación de los juegos de la MLB entre Marlines de Miami y los Piratas de Pittsburgh". Toda las vueltas entre lo que no y sí quiso decirle a los jugadores de pelota por parte del actual Gobernador es un ejemplo cruel de la prensa que tenemos hoy día. Casi medio mes de mayo se fue la atención mediática en esta estupidez temática.

En el caso del Vocero, este conglomerado de pico de frecuencias fue comparativamente menor al del Nuevo Día pero excelsamente superior al dicho previamente. El Vocero trata de la primera muerte de una persona por culpa de complicaciones debidas al zika, y también del primer caso del feto abortado con severa microcefalia por el mismo virus.

En el ambiente deportivo se habla mesuradamente de la cancelación de los partidos de béisbol de las ligas mayores como la convención de boxeo, y los entrenamientos de atletas

En otros temas más serios y no se les prestó la importancia verdadera para con esta epidemia de zika son los esfuerzos de políticos locales y federales por pasar una ley para sustentar programas anti-zika ante un Congreso republicano que no actúa del modo que los CDC desearían que actuase. En Puerto Rico, nace en aborto natural un feto con graves daños de microcefalia, y los editores del diario entre estos fenómenos y las razones de los peloteros de no venir esconden lo que el país está viviendo: temor. Temor ante la falta de información local y lo que se sabe es información de fuentes externas de la isla y cuyas noticias sobre el zika son peores cada vez.

Por otro lado, se opaca una controversia de malos manejos en el fondo de la JCA para disponer de neumáticos donde la Contralora señala malversación de fondos, y las gomeras se quejan que se ha paralizado el recogido de las mismas.

Las palabras más frecuentes en orden descendente son: zika, virus, Puerto Rico, casos, salud, peloteros, jugadores, Marlines, Pittsburgh, Miami, millones, juegos, cancelación, Padilla, etc....

de los EE.UU. en la isla por "temor" al zika. Si se liga estas cancelaciones se habla ya de pérdidas millonarias en la economía y productividad en Puerto Rico debido a las cancelaciones de turistas a hoteles locales y la pérdida de productividad de los locales que ya han enfermado (los sintomáticos).

Palabras más frecuentes en orden descendente: zika, virus, Puerto Rico, salud, casos, microcefalia, isla, enfermedad, guillan-barré, muerte, gobernador, mosquito, mujeres, etc....

Véase Mapa de Palabras en Apéndice 2: "Mapa de Palabras para Grupo 3 del Vocero"

Véase Mapa de Palabras en Apéndice 2: "Mapa de Palabras para Grupo 3 del Nuevo Día"

En este conglomerado de noticias se debe notar como principal noticia la asperjación aérea con Naled, y la posición vacilante del gobierno ante la misma. Primero, el gobierno dice sí, incluyendo la Secretaria de Salud con el Proyecto Timón, luego a partir del 15 de julio esa misma Secretaria de Salud le retira el apoyo. El naled llega a la isla y la CDC confirma que ha traído el químico. El gobierno, luego retira el apoyo a la asperjación aérea con naled y luego dice que asperjará Bti, el cual no es asperjable por aire y tan poco es inocuo.	**No aplica. No hay pico de frecuencia en este conglomerado para este medio.**

4a

Ante esta desinformación, todo el pueblo se tira en la calle y en medios para decir su posición negativa para el uso del peligroso químico. Alcaldes de diversos pueblos amenazan con llevar a la corte para detener la asperjación con naled si el gobernador hubiera dicho que sí al mismo.

Sigue o empeora la crisis del recogido de neumáticos, en medio, de una epidemia que ya no es posible silenciar, y crece a paso incontrolados. Los casos de y confirmados se trepan a los 4 mil.

Las palabras más frecuentes

	fueron en este orden descendente: naled, zika, virus, Puerto Rico, fumigación, gobierno, gobernador, García, Padilla, mosquitos, salud, secretaria, aérea, CDC, control, aspersión, etc.... Véase Mapa de Palabras en Apéndice 2: "Mapa de Palabras para Grupo 4a del Nuevo Día"	
4b	**No aplica. No hay pico de frecuencia en este conglomerado para este medio.**	En este conglomerado de noticias se destaca la llegada del Cirujano General a la isla, la advertencia que le hace Obama en un mensaje a las autoridades de Puerto Rico, y el relevo de responsabilidad del WIC que llenaron las embarazadas, a sabiendas , que posiblemente era una violación a los derechos civiles[14]. Cabe destacar que la Secretaria de Salud no fue a las vistas legislativas que investigaban este relevo de responsabilidad y al siguiente día dijo que no fue porque no estaba "preparada". Fue importante la determinación tomada por la Secretaria federal de HSS de declarar en emergencia de salud pública a Puerto Rico poco después de la visita del Cirujano General a la isla. Las palabras más frecuentes en orden descendente fueron: zika, salud, virus, Puerto Rico, embarazadas, mujeres, mosquito, CDC, gobierno, etc....

---

[14] Véase el documento en el Apéndice 3 (foto)

Véase Mapa de Palabras en Apéndice 2: "Mapa de Palabras para Grupo 4b del Vocero"

En este conglomerado se entremezclan diversas temáticas sobre el zika en Puerto Rico tales como los abortos que ya están ocurriendo por bebés malformados, sean o no inducidos, la controversia política del gobernador con los alcaldes y de ellos con el gobernador por la emergencia del zika y de quién es el que no está cooperando. Los casos de zika confirmados pasan de la cota de los 20 mil, más se está ya estudiando una vacuna entre los puertorriqueños para inmunizar contra el zika.	**No aplica. No hay pico de frecuencia en este conglomerado para este medio.**

4c   En la política estadounidense, se pasa en el Congreso la ayuda que pidió Obama en febrero, casi a finales de septiembre, y no será hasta seis meses que las partidas podrían estar disponibles, casi un año de la petición de Obama por esta ayuda.

Las palabras más frecuentes en orden descendente: zika, Puerto Rico, salud, virus, gobierno federal, mosquitos, embarazadas, congreso, síndrome, enfermedades, etc....

Véase Mapa de Palabras en Apéndice 2: "Mapa de Palabras para Grupo 4c del Nuevo Día"

5	En este último conglomerado, es de destacarse el nacimiento del primer bebé con microcefalia en la isla, también la cuarta muerte por zika. Palabras más frecuentes en orden descendente: zika, virus, Puerto Rico, microcefalia, casos, bebés, control, enfermedades, embarazadas, salud, etc.... Véase Mapa de Palabras en Apéndice 2: "Mapa de Palabras para Grupo 5 del Nuevo Día"	En la parte del Vocero, no se diferencia mucho, menciona un bebé con microcefalia severa, otros en camino para noviembre. Sobre la cuarta muerte por zika detalla que es una anciana de 80 años con condiciones cardiacas preexistentes. Palabras más frecuentes en orden descendente: zika, virus, salud, microcefalia, embarazadas, departamento, vigilancia, casos, Armendáriz, Ríus, etc.... Véase Mapa de Palabras en Apéndice 2: "Mapa de Palabras para Grupo 5 del Vocero"

Repercusiones Económicas

En Puerto Rico no existe un índice apropiado para medir la pérdida de productividad de los habitantes por causa de la mala salud. En el caso del zika, los sintomáticos son el 20-25% de los infectados por el mismo, a diferencia de otros flavivirus donde las diferencias de sintomáticos versus asintomáticos son más hacia los sintomáticos. Por tanto, el 25% de los habitantes de Puerto Rico infectados por el zika sufren sus síntomas alrededor de una semana promedio. Esta semana perdida en productividad debe ser bastante en cuanto a las pérdidas en la economía, tomando en cuenta que para la semana epidemiológica se contaron poco más de 31,000 afectados son 1,241 millones de horas- trabajo pérdidas en productividad. Si asumimos que en una media se cobran $15 dólares la hora, sería un estimado muy tímido de una pérdida de $19 millones de dólares.

En otras figuras más oficiales, se ha dicho que el turismo ha sufrido una baja de 3.5% comparándolo con el año pasado para estas mismas fechas[15]. En cuanto a cancelaciones de eventos por causa del zika son multimillonarias como $45-50 millones de dólares[16], pero la verdadera cantidad de pérdidas se sabría mejor a medida que salgan los números por los economistas del gobierno y de la empresa privada. En cuanto al gasto médico por causa del virus, también hay que colocarlo en la fórmula pues suelen ser los más costosos y podría ser que sería por la población de recursos limitados, por lo que el Gobierno con su plan de Salud absorbería la mayor parte de esos gastos. Además, los recursos económicos en los que se ha incurrido tanto el Departamento de Salud local como el CDC local también habrá que considerar en la fórmula de costos y gastos por el impacto del virus del zika en la isla.

Lo que se desprende de todo esto, es que en Puerto Rico aun no existe una forma de recabación de datos para una información específica como los impactos económicos del zika en Puerto Rico bajo una misma localidad y accesible para el público en general. Por ejemplo, en la página web del Instituto de Estadísticas[17] no se pueden conocer los gastos del zika en la categoría de la salud y de la salud pública. En el caso más desesperado, en el mismo portal, en su página de inicio, se puede escribir en el blanco de búsqueda la palabra "zika" y no aparece absolutamente nada. Finalmente, la pérdida de personas hacia los EE.UU. continentales, puertorriqueños atemorizados por el zika, también se traduciría en pérdidas

---

[15] http://zika.elnuevodia.com/negocios/economia/nota/caelaocupacionhoteleraenpuertoricoporelzika-2238770/
[16] http://zika.elnuevodia.com/negocios/economia/nota/virusdelzikacausaperdidamillonariaalturismolocal-2234172/
[17] http://zika.estadisticas.pr/iepr/Inicio.aspx

económicas en una ya maltrecha "depresiva" economía puertorriqueña, mientras no hay instrumentos discriminatorios para saber quiénes son ellos.

Impacto sociocultural

El impacto mayor del zika en la sociedad puertorriqueña sería en la angustia o desasosiego en las parejas jóvenes que buscan tener hijos y los médicos le han dicho que "están locos por querer tener hijos en una epidemia de zika" u otras expresiones similares. Esto se junta con la fallida "campaña" de salud contra el zika que muchas veces es contradictoria y causa más confusión en estas poblaciones en edad reproductiva. Muchas veces al haber un Departamento de Salud que parece contradictorio en su mensaje, las personas se cierran a los mensajes del organismo y terminan adquiriendo conductas en enajenación al problema que suele realimentar más el problema que Salud quiere evitar. La ambivalencia y las contradicciones se puede ver en los cambios de la Secretaria de Salud, Dra. Ana Ríus Armendáriz, que al principio de mencionarse la fumigación aérea con insecticida con naled se negó, para luego estar de acuerdo porque "se utiliza en los parques de Disney"[18], y finalmente retractarse y no recomendar la práctica[19].

No sólo es el Estado el que ha fallado en el mensaje promotor de salud efectivo con la lucha contra el zika sino que muchos líderes religiosos adquieren posturas antisalubristas que comprometen más la delicada salud pública del país. Por ejemplo, el Arzobispo de San Juan había dicho[20] en los meses de verano que las parejas no podían usar el condón porque era

---

[18] http://zika.elnuevodia.com/noticias/locales/nota/secretariadesaludapoyalafumigacionaereaconnaled-2216526/
[19] http://zika.victoria840.com/secretaria-de-salud-ya-esta-tan-convencida-de-fumigar-con-naled/
[20] http://zika.noticel.com/noticia/186481/arzobispo-rechaza-aborto-zika-uso-de-condones-contra-el-zika.html

pecado, al menos en las parejas católicas practicantes, pero luego ese mismo mensaje fue desautorizado por el S.S. Papa Francisco[21] que en la misma semana, por otros medios, fue abordado por periodistas acerca de la situación de los católicos en Brasil que no deseaban tener niños afectados por zika y el Papa le dirigió a ellos y a los católicos del mundo que es lícito usar el condón para evitar enfermedades transmisibles sexualmente y específicamente para evitar los hijos en las zonas que hayan sido identificadas como zonas de transmisión activa del zika, ya que es un mal menor frente cometer un aborto. Por tanto, lo que había dicho el Arzobispo de San Juan sobre la prohibición de los condones en todos los casos fue desautorizado por el mismo Papa Francisco en una misma semana.

---

[21] http://zika.elmundo.es/salud/2016/02/18/56c6053346163fc60d8b4594.html

Cronología de la distribución de la epidemia del zika en Puerto Rico

Basados por la información oficial de informes de vigilancias emitidos por el

Departamento de Salud de Puerto Rico en su página web[22]:

Tabla 4: Casos de zika acumulados y por mes en Puerto Rico[23]

	Casos acumulados de zika	Nuevos casos por mes
Diciembre 2015*	9	9
Enero 2016	21	12
Febrero 2016	192	171
Marzo 2016	540	348
Abril 2016	915	375
Mayo 2016	1491	576
Junio 2016	4427	2936
Julio 2016	10680	6253
Agosto 2016	19828	9148
Septiembre 2016	28878	9050
Octubre 2016**	31245	2367

*27 al 31 de diciembre de 2015 forman parte de la 1ra semana epidemiológica de 2016
**Hasta la semana epidemiológica 41 de 2016 (7 al 13 de octubre de 2016)

[22] http://zika.salud.gov.pr/Sobre-tu-Salud/Pages/Condiciones/Zika.aspx
[23] http://zika.salud.gov.pr/Estadisticas-Registros-zika-Publicaciones/Pages/VigilanciadeZika.aspx

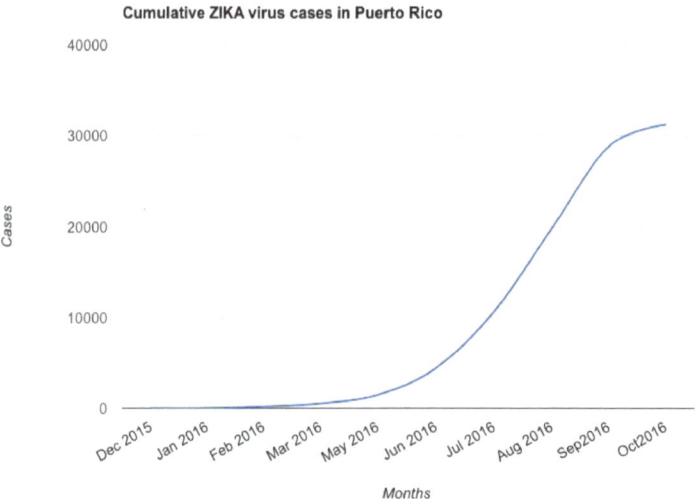

Figura 4: Gráfico de casos confirmados de zika en Puerto Rico hasta la semana epidemiológica 41 de 2016 (7 al 13 de octubre de 2016)

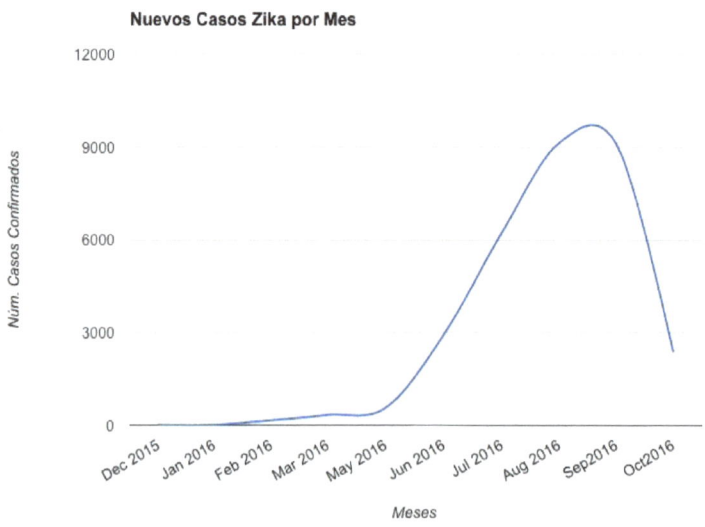

Figura 5: Gráfica de los nuevos casos de zika confirmados por mes en Puerto Rico hasta la semana epidemiológica 41 de 2016 (7 al 13 de octubre de 2016)

En la Figura 3 se puede ver que la epidemia del zika desde la primera semana epidemiológica hasta la núm. 41 de 2016 se ha comportado como una epidemia descontrolada, no tanto por la forma "S" distintiva de las transmisiones/crecimientos logarítmicos que se pueden ver en explosiones poblacionales, sino por la alta prevalencia que ha tomado en la población, casi 32,000 afectados clínicamente confirmados. Esto quiere decir que, al menos, los que se han infectado con zika con síntomas han ido a un centro sanitario. Pero hay un 80% de infectados por el virus que no presentan síntomas o si los presentan no van al médico, según las últimas estadísticas del CDC[24].

Por lo tanto, hay 8 personas infectadas por cada persona representada en esas cifras. Si lo traducimos en el estimado de la población afectada a nivel isla serían 256,000 mil personas con prevalencia del virus, muchos con los anticuerpos que les protegerán de reinfecciones. Este número representa el 7 a 8% de la Población de Puerto Rico que se ha visto afectada por esta epidemia. Así aumenta esta prevalencia por semana, según los últimos reportes de Salud de Puerto Rico un por ciento por semana. A la fecha de este escrito, estamos en la semana epidemiológica 45, así que podemos estimar que para el final de la última semana epidemiológica del año presente habría una prevalencia de 20% de zika en la isla, eso se traduciría en unos 690,000 puertorriqueños afectados. Más o menos, cerca del 25% por ciento que estima el CDC que se afecten los puertorriqueños para el final del año de 2016.

Sin embargo, hay que considerar la parte superior de la "S" de la curva de la Figura 3 mencionada, pues su forma más plana se asemeja al "plateau" de los crecimientos abruptos poblacionales en los brotes, es decir, la estabilización en un más o menos de la tasa de

---

[24] http://zika.cdc.gov/mmwr/volumes/65/wr/mm6502e1.htm

incidencia de un crecimiento o infección/transmisión en una población. Por lo tanto, esto podría decir que el vector *A. aegypti* no estaría infectando de igual modo, en la tasa de incidencia es menor que las semanas previas, por varias razones a explicar, o simplemente sea una pequeña baja temporera. Pero si continua en el mes de octubre en ese modo de curva, más lineal que exponencial, podría significar que el escenario final de una cuarta parte de la población de Puerto Rico no sea infectada como se está pronosticando desde ahora. Muchas razones habrían para explicar este fenómeno, desde la posible mejor concienciación y acción de las comunidades, hasta la posibilidad del efecto de inmunidad social o "herd immunization" que es común a todas las infecciones que producen una respuesta inmune efectiva y duradera en los sujetos afectados, protegiendo de la infección a otros sujetos a su alrededor que aun no están inmunes al virus.

La Figura 4 se ve cómo la prevalencia del virus ha sido explosiva, hasta el mes de septiembre, y descontrolada. El mes de octubre presenta una gran baja, pero esto se debe que aún le faltan dos semanas epidemiológicas por contar, así que no significa que haya una baja respecto al mes anterior. Sólo está representado octubre por razones de presentar todas los datos de las semanas epidemiológicas, en este, caso hasta la núm. 41 o hasta el 13 de octubre de 2016.

Impacto ambiental y el impacto del silencio

El impacto ambiental del virus del zika no es un problema en sí, pues el virus en sí o el mosquito en sí no es un problema ambiental. Lo que sí son el mosquito y el virus son síntomas de problemas ambientales como son las razones del por qué se han creado los criaderos del mosquito que no evitan la propagación del vector. Amontonamientos de neumáticos en las gomeras, a la intemperie, presentan una amenaza de impacto negativo en la salud ambiental, pues los neumáticos con agua son criaderos perfectos para el ciclo de vida del vector. Las piscinas y cisternas abandonadas con agua en sí es otro problema ambiental que aumenta la propagación del vector, a la vez que es señal de desocupación de muchos hogares que se han vendido o perdido las casas por los bancos debido a la crisis económica que sufre Puerto Rico desde 2006. Los vertederos clandestinos, y los oficiales abiertos, son posibles focos de criaderos del mosquito, lo que conlleva un impacto negativo a la salud pública.

Por tanto, el impacto ambiental es lo que ha aumentado la propagación (ver Figura 5 abajo) del vector y, por ende, de la explosión de la epidemia del zika en Puerto Rico. Mirar la epidemia del zika conlleva mirar el trabajo mal hecho de muchos trabajadores relacionados a la salud ambiental que no han hecho correctamente su trabajo de prevención. Por tal razón, muchas veces esta epidemia, en sus primeros meses, fue silenciada para que no se viera a la luz de la opinión pública y de la opinión popular el trabajo mediocre de muchos trabajadores gubernamentales que cobran por una labor que no realizan. En otro lado de la moneda, mirar la epidemia del zika, por un vector endémico desde los años 50 en Puerto Rico, es ver la dejadez de la sociedad a nivel comunitario de un "no actuar conforme con su deber" de prevenir los criaderos de mosquitos y no esperar toda la acción por parte de un anquilosado Departamento de Salud u otras agencias del gubernamentales en tiempos de un gobierno inoperante. Son muchas las razones por la que esta epidemia fue por mucho tiempo silenciada tanto por el Gobierno como por muchas "comunidades" locales.

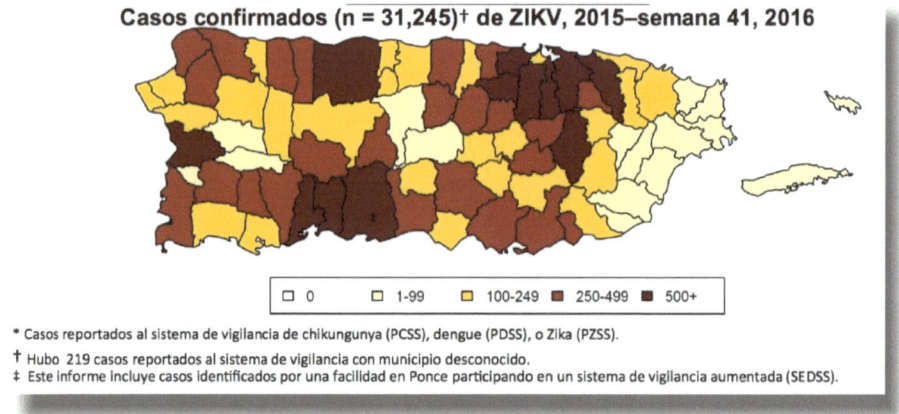

Casos confirmados (n = 31,245)† de ZIKV, 2015–semana 41, 2016

| □ 0 | □ 1-99 | ▨ 100-249 | ▦ 250-499 | ■ 500+ |

* Casos reportados al sistema de vigilancia de chikungunya (PCSS), dengue (PDSS), o Zika (PZSS).

† Hubo 219 casos reportados al sistema de vigilancia con municipio desconocido.
‡ Este informe incluye casos identificados por una facilidad en Ponce participando en un sistema de vigilancia aumentada (SEDSS).

Figura 6: Mapa de casos confirmados por el zika en Puerto Rico hasta las semana 41[25]

La Figura 5 arriba muestra cómo se ha distribuido la epidemia del zika por el Archipiélago de Puerto Rico. El vector *Aedes aegypti* es un mosquito urbano casero, por lo cual se explica que las grandes cantidades de casos de zika confirmados sean en el conglomerado del área metro, Arecibo, Caguas, Ponce y Mayagüez. Estos municipios son prácticamente de mayor urbanidad que los demás pueblos, en especial si lo comparamos con los pueblos de la Cordillera Central, la Sierra de Cayey y la Sierra de Luquillo, que son pueblos más rurales y de mayor altura (menos cálidos por lo que el mosquito no abunda tanto). Estos pueblos son Orocovis, Ciales, Las Marías, Maricao, Hormigueros y los municipios alrededor de la Sierra de Luquillo. Cabe destacar que Humacao es la única "ciudad", de una población igual o mayor de 50,000 mil habitantes tenga tan pocos casos, al ser un centro urbano en el este, al igual, las dos islas municipios. Este fenómeno sería bueno investigarlo pues todos los municipios del este no han sufrido la epidemia como el resto de la isla.

---

[25] http://zika.salud.gov.pr/Estadisticas-Registros-zika-Publicaciones/Informes%20Arbovirales/Informe%20ArboV%20semana%2041-2016.pdf

Sería interesante acceder los "tractos censales" para ver qué partes de los municipios tienen las mayores prevalencias, pues muchos pueblos de la Cordillera Central están sin discriminar los sectores rurales de los sectores más urbanos y de los territorios más altos de los territorios de menor altura, por ejemplo en municipios más grandes como Jayuya, Utuado, Adjuntas, Lares, Morovis, Corozal, Cidra, Comerío, Naranjito y Barranquitas. Esta información seguramente la tendrá el Departamento de Salud en sus estadísticas, pero lamentablemente no están disponibles para investigadores y el público general.

De esos tractos del Censo se pudiera ver también la epidemia impactando sectores sociales de menos ingresos per cápita versus los sectores de población de mayores ingresos per cápita. Se conoce por la literatura científica que muchas veces las epidemias se reparten más como carga en los pobres y menos en los ricos por las condiciones mismas del ambiente social que favorece más o menos el acceso físico del vector a las personas. Estas inequidades sociales o determinantes sociales (ingreso económico, género, etc.) explican cómo aquellos determinantes sociales mencionados, y que no vemos en el mapa, tienen un impacto en la explicación de cómo y por qué aparecen y se distribuyen éstos patrones de enfermedad en sectores específicos de las sociedades como ya se ha comprobado en ("Theories for social epidemiology in the 21st century: an ecosocial perspective," 2001) y en ("Haymarket Books," 2014) en la esfera más local puertorriqueña. Más aun con Trujillo-Pagán se ve hoy cómo aun la intervención colonial de los EE.UU mediante la medicina en la vida de la colonia de Puerto Rico está más que viva como por ejemplo la mediante acciones del director del CDC y de la EPA que favorecieron la fumigación aérea del peligroso cancerígeno químico llamado naled a pesar que todos los gremios médicos, académicos, y sociales de la isla estaban contra de esa fumigación y

47

que al final pesó más la presión pública del pueblo de Puerto Rico ante aquellas "recomendaciones" unísonas de los entes federales con el ambivalente concierto de los entes gubernamentales de la isla.

Aspectos legales y éticos

Los programas legales de la salud pública ante la epidemia del zika dan un marco conceptual jurídico de cómo tratar el problema de la epidemia en la jurisprudencia de todos los EE.UU (incluye a PR). El asunto legal comienza con la pregunta de quién es el primer paso para combatir el mosquito vector del virus del zika, si es del municipio o comunidad tribal, si es de una región de Salud, si es del Departamento de Salud estatal o de otras jurisdicciones federales como el CDC, EPA, HSS etc.. Algunos temas[26] que necesitan marcos legales de salud pública son: el abatimiento del mosquito, las responsabilidades y financiamientos, la privacidad ciudadana, empleo de personal para abatir el mosquito, la preparación de la salud pública, cierres y restricciones en viajes, tratamientos y pruebas de cernimientos, la vigilancia y el reportar sobre casos al ente de autoridad en cada nivel estatal. También se incluyen los aspectos legales legislativos sobre partidas de fondos, salud reproductiva, amenazas legales de representantes de autoridad ejecutivo contra acciones posibles de agencias de salud pública para controlar el mosquito que no gustan a la población en general[27]. Todos los aspectos políticos son aspectos legales en la salud pública, y conlleva siempre que actúe en los diferentes marcos jurídicos de cada área afectada por la epidemia y las agencias ejecutivas que reciben fondos legislativos

---

[26] https://zika.networkforphl.org/_asset/gwmfm9/Zika-Virus-2016---Network-Primer.pdf
[27] http://zika.cdc.gov/phlp/publications/topic/zika.html

para sus planes de acción sobre las mismas. Siempre se busca no atentar contra los derechos civiles de la población como de los individuos.

Otra cuestión importante, tomando en cuenta la preservación de los derechos civiles es la ética del cómo son llevadas las políticas públicas de salud pública en la lucha contra el virus del zika. Se debe respetar las decisiones de las comunidades a no someterse a procedimientos que no deseen. Por ejemplo, el caso de relevo de responsabilidad por el Programa WIC en Puerto Rico ante las embarazadas participantes para que firmaran ese "papel" para seguir recibiendo la ayuda a cambio de fumigaciones dentro de sus hogares sin saber con conocimiento pleno y su asentimiento pleno a las consecuencias y deseo de esas mismas prácticas. Siempre la ética apoya acciones que favorecen a los individuos ante cualquier cambio de procedimientos sin que sean explicados o deseados por los individuos. Ante esto, la promoción de la salud como la educación en salud pueden ser herramientas legales eficaces para tratar de implantar políticas de salud pública desde las comunidades, como en las relaciones y comunicaciones de las comunidades hacia el gobierno y del gobierno hacia las comunidades.

Conclusión

Desde que comenzó a reportarse casos de zika en la isla, con todas sus crudas consecuencias como muertes, abortos de fetos infectados, parálisis por el síndrome de Guillan-Barré, y un bebé con microcefalia se ha presentado el tema desde distintas perspectivas. A veces estas perspectivas, en un inicio, eran más acordes de "desinformación" por el temor, mirando los resultados que se estaban dando en la parte noreste de Brasil, y se alimentó ese temor por las ambivalencias de qué hacer para no acabar con los fatales resultados de la epidemia en Brasil aquí en la isla. Los medios de opinión pública fueron el medio principal de emitir y editorializar los comunicados de prensas que presentó el Departamento de Salud.

Luego las perspectivas más a largo plazo, o más cercanas a nuestra realidad cotidiana, y a medida la ciencia estableció más y mejor información de las acciones del virus del zika, se ha desarrollado una campaña comandada por varios líderes sanitarios locales y federales, que crearon confusión en la población y hasta el rechazo de todo el pueblo, como fue irse en contra de todo tipo de fumigación aérea que era apoyado por la EPA y por CDC. El Gobierno pareció "perdido" o contradictorio que es una señal clara de la consecuencia del vacío de poder "de facto" resultante de la retirada de la candidatura a un segundo término del gobernador Alejandro García Padilla, por lo cual todos los jefes de agencias comenzaron a crear campañas dispares y no integradas que tuvieron el resultado de perder la oportunidad de controlar el virus por el vector endémico y muy conocido por entomólogos locales que es el *Aedes aegypti*.

Esta epidemia descontrolada siguió una curva epidemiológica híbrida entre una curva epidemiológica por enfermedad transmitida por vectores arbovirales y con una curva epidemiológica de transmisión de persona a persona (hay que recordar que el virus del zika tiene más de una forma de transmisión infeccioso sea arboviral y como si fuera una enfermedad transmisible sexualmente). Aparentemente, esta epidemia en su desarrollo natural, luego de más de 250 mil puertorriqueños con anticuerpos contra el zika (estimado a partir de los casos confirmados de los números oficiales de Salud) para el 13 de octubre de 2016, puede verse que se está pasando de una enfermedad en brote descontrolado a un ritmo infeccioso más lento (el plateau) quizá debido a la inmunización social (herd immunization), pero aún esto está por verse, pues es temprano para confirmar como cierto esta última observación.

Mientras tanto, la clase médica está orientada el favorecimiento del uso de anticonceptivos o profilácticos en los sujetos de edad reproductiva, para evitar probabilidades de tener bebés infectados por zika y padecer sus consecuencias no del todo sabidos en su totalidad (microcefalia, ceguera, sordera etc.), y en la población en general para evitar que los infectados luego de la remisión de los síntomas caigan en el terrible síndrome de Guillan-Barré y otros tipos de consecuencias compartidas por flavivirus como trombocitopenias que causan hemorragias internas como las producidas por el dengue hemorrágico.

Finalmente, en el aspecto social no hay aun una respuesta efectiva para detener los criaderos del mosquito en la época de más lluvias en el año natural, las personas están conscientes que el zika es peligroso pero no hay movimientos comunitarios de base en muchos de los municipios, algunos alcaldes en este tiempo electoral comienzan la práctica de fumigación contra mosquitos en general, pero que el mosquito *A. aegypti* es ya resistente. Los medios noticiosos sólo reportan lo que les dan los oficiales sin análisis críticos, con alguna excepción, y lo que se produce como resultado es que sean fotutos de lo que se dice desde "arriba" sin analizar lo que de "arriba" se está diciendo verdaderamente (o lo que no se está diciendo).

Apéndices

Apéndice 1: Glosario

Término	Significado[28]
ácido ribonucleico (ARN, RNA en inglés)	**Biología y Química.** Polímero de ácido nucleico formado por monómeros de nucleótidos, utilizado por el organismo entre otras funciones para la transcripción de las instrucciones contenidas en los genes para la formación de proteínas. Se distingue del ácido desoxirribonucleico por utilizar ribosa en su estructura, poseyendo un átomo adicional de oxígeno, y por la presencia de la base uracilo en lugar de la timina.
Aedes sp.	Género de los mosquitos caseros o urbanos que están en casi todas las áreas del planeta, "aedes" en latín viene de "aedificium" o edificio
algoritmo	Matemáticas: Método de notación en las distintas formas del cálculo.
anticuerpo	**Biología.** Proteína sintetizada por los linfocitos, que reacciona de forma específica contra determinado antígeno o substancia extraña en la sangre. Su producción es una parte esencial de la respuesta inmune y permite luchar contra virus, bacterias o parásitos. También se suele representar con la sigla Ac.
aminoácido	**Biología y Química.** Monómero componente esencial de las proteínas, de los que existe un número limitado en la naturaleza.
apoptosis	**Biología y Química.** Proceso bioquímico programado genéticamente que desencadena la muerte celular de ciertos tejidos de manera controlada.
arbovirus	Virus que se transmite a otras especies por artrópodos
Bti	*Bacillus thuringiensis* (o **Bt**) es una bacteria Gram positiva que habita en el suelo, y que se utiliza comúnmente como una alternativa biológica al plaguicida. También se le puede extraer la toxina Cry y utilizarla como plaguicida. *B. thuringiensis* también aparece de manera natural en el intestino de las orugas de diferentes tipos de polillas y de mariposas, así como en las superficies poco iluminadas de

---

[28] tomado de Wikcionario, Wikipedia y RAE

	las plantas.
	Durante la esporulación, muchas cepas de Bt producen cristales proteínicos, conocidos como δ-endotoxinas, que poseen propiedades insecticidas. Por esta razón se ha empleado el Bt como insecticida y, más recientemente, para producir organismos genéticamente modificados. Sin embargo, existen cepas de Bt que producen cristal que no tiene acción insecticida.
artralgia	**Medicina.** Dolor de las articulaciones.
caso confirmado	es un reporte epidemiológico de alguna enfermedad de interés que ha sido identificado por las pruebas de cernimiento pertinentes
caso sospechoso	Es un reporte epidemiológico de alguna enfermedad que no ha sido aun identificada por una prueba de cernimiento pertinente, pero que hay suficiente señales clínicas de que sea una enfermedad de interés
cápsida vírica	La **cápside** o **cápsida vírica** es una estructura proteica formada por una serie de monómeros llamados capsómeros. En el interior de esta cápside se encuentra siempre el material genético del virus.
cepa	**Biología.** Grupo de organismos con un mismo origen, que presentan características comunes, como virulencia, resistencia a un antibiótico, velocidad de crecimiento, mutaciones, etc.
chikungunya	**Chikunguña** (en makonde, *chikungunya*), conocida además como **artritis epidémica chikunguña** o **fiebre de chikunguña**, es una enfermedad producida por el virus de tipo alfavirus del mismo nombre, que se transmite a las personas mediante la picadura de los mosquitos portadores *Aedes*; tanto el *Aedes aegypti* como el *Aedes albopictus*.
Culex sp.	***Culex*** es un género de mosquitos hematófagos de la familia Culicidae; muchas de sus especies actúan como vectores de importantes enfermedades, como el Virus del Nilo Occidental, filaríais, encefalitis virales (japonesa, equina venezolana y San Luis) y la malaria aviar.
conjuntivitis	**Medicina.** Inflamación de la conjuntiva, la membrana transparente que cubre tanto la esclerótica como la superficie interna de los párpados. Puede estar causada por una infección, alergia o sustancia irritante. Se caracteriza por un enrojecimiento de los ojos.
dengue	**1 Medicina.** Enfermedad infecciosa producidas por un virus (Flaviviridae) y trasmitida por mosquitos. Es una enfermedad infecciosa tropical caracterizada por fiebre y dolor intenso en las articulaciones y músculos, inflamación de los ganglios linfáticos y erupción ocasional de la piel.

	• **Sinónimo:** fiebre rompehuesos. **2** Virus que produce el **dengue**$_1$ cuyo vector es la hembra del mosquito *Aedes aegypti* que se alimenta de sangre.
Dengue hemorrágico	se caracteriza por los problemas en la permeabilidad capilar (disfunción capilar), una parte del líquido y algunas proteínas de la sangre se extravasan hacia el tejido extracelular debido a un aumento de la permeabilidad capilar; y además suceden en la sangre problemas de coagulación. Estos cambios por la infección vírica, aparecen asociados a un estado desordenado del glicocálix endotelial, que actúa como un filtro para los componentes sanguíneos. Este desorden se cree que está causado por la respuesta inmune frente al virus. Otros procesos de interés que ocurren en estas formas graves del dengue incluyen a células infectadas que se vuelven necróticas, y a plaquetas y factores de la coagulación, que también intervienen en este caos hemodinámico.
ecografía	Procedimiento de imagenología que emplea los ecos de una emisión de ultrasonidos dirigida sobre un cuerpo, para formar una imagen de los órganos o masas internas con fines diagnósticos o terapéuticos. **Sinónimos:** ultrasonografía, ecosonografía.
eczema	Afección de la piel, que se caracteriza por ampollas espesas que forman manchas irregulares de color rojo.
endémico	**1 En Biología y Zoología** Se dice de la especie que habita exclusivamente en determinado territorio. **2** Se dice de una enfermedad propia de una región geográfica. **3** Figuradamente, se dice de males característicos de ciertos lugares o de ciertos grupos humanos. **Ejemplo:** El desempleo es *endémico* en las barriadas.
encefalitis japonesa	es una flavovirosis transmitida por mosquitos que produce graves encefalitis en equinos y humanos, y causa en el porcino camadas reducidas con momificación y mortinatalidad, y a menudo encefalitis congénita. Al mismo grupo pertenecen la encefalitis de San Luis, la del Valle del Murray, y la del Nilo Occidental.
epidemia	**1 Medicina.** Descripción del estado de la salud comunitaria que ocurre cuando una enfermedad afecta a un número de individuos superior al esperado en una población durante un tiempo determinado.
Flaviviridae	***Flaviviridae*** es una familia de virus que se propagan principalmente

por vectores artrópodos (especialmente garrapatas y mosquitos). Incluye los siguientes géneros:

- Género *Flavivirus* (la especie tipo es el *Virus de la fiebre amarilla*, también incluye el *Virus del Nilo Occidental* y el *Virus del dengue*). Se han identificado en total 67 virus en humanos y animales.
- Género *Hepacivirus* (la especie tipo es el *Virus de la hepatitis C*, único miembro).

Género *Pestivirus* (la especie tipo es la *Virus de la diarrea viral bovina*, también *Virus de la peste porcina clásica o Fiebre Porcina Clásica*) y en pequeños rumiantes el virus de la Enfermedad de la frontera. Otras especies infectan mamíferos no humanos.

flavivirus	un género de virus ARN pertenecientes a la familia Flaviviridae. Los *Flavivirus* son virus con envoltura, la simetría de la nucleocápside icosaedrica, y cuyo material genético reside en una única cadena de ARN de polaridad positiva. Son los causantes de numerosas enfermedades en animales y humanos, siendo las más conocidas la fiebre amarilla, dengue y fiebre de Zika. Todos los *Flavivirus* tienen en común un tamaño de entre 40 y 60 nanómetros, la envoltura, una nucleocápsida icosaédrica, el ácido nucleico (cadena única de ARN de sentido positivo, de aproximadamente 10.000 a 11.000 bases), y la apariencia en el microscopio electrónico.
teto	El **feto** es un vertebrado vivíparo en desarrollo, el cual transcurre desde el momento en que se ha completado la etapa embrionaria hasta antes de que se produzca el nacimiento, convirtiéndose en un neonato. Durante la vida fetal no se forman órganos o tejidos nuevos, sino que se produce la maduración de los ya existentes. En el ser humano el cambio de embrión a feto se produce aproximadamente a las ocho semanas de gestación (seis semanas desde la fecundación).
fibroblasto	es un tipo de célula residente del Tejido conectivo propiamente dicho, ya que nace y muere ahí. Sintetiza fibras y mantiene la matriz extracelular del tejido de muchos animales. Estas células proporcionan una estructura en forma de entramado (estroma) a muy diversos tejidos y juegan un papel crucial en la curación de heridas, siendo las células más comunes del tejido conectivo. Se derivan de células primitivas mesenquimales y pluripotenciales. Las células estromales que potencialmente se pueden transformar en fibroblastos, osteoblastos, adipocitos y células musculares, se identifican en cultivos de médula ósea como células adherentes.
fiebre amarilla	es una enfermedad viral aguda e infecciosa causada por "el virus de la fiebre amarilla", que pertenece a la familia de los Flaviviridae, y del

	género *Flavivirus amaril*. Es una causa importante de enfermedad hemorrágica en muchos países de África y la zona norte de Sudamérica que origina 30 000 muertes cada año. En esas regiones es una enfermedad endémica. Existe una vacuna efectiva pero no se conoce cura por lo que cuando personas no vacunadas la contraen solo se les puede proporcionar tratamiento sintomático. La palabra *amarillo* del nombre se refiere a los signos de ictericia que afectan a algunos pacientes
genoma	es el conjunto de genes contenidos en los cromosomas,[1] lo que puede interpretarse como la totalidad de la información genética que posee un organismo o una especie en particular. El genoma en los seres eucarióticos comprende el ADN contenido en el núcleo, organizado en cromosomas, y el genoma de orgánulos celulares como las mitocondrias y los plastos; en los seres procarióticos comprende el ADN de su nucleoide. El término fue acuñado en 1920 por Hans Winkler, profesor de Botánica en la Universidad de Hamburgo, Alemania, como un acrónimo de las palabras 'gene' y 'cromosoma'.[2] Los organismos diploides tienen dos copias del genoma en sus células, debido a la presencia de pares de cromosomas homólogos. Los organismos o células haploides solo contienen una copia. También existen organismos poliploides, con grupos de cromosomas homólogos. La secuenciación del genoma de una especie no analiza la diversidad genética o el polimorfismo de los genes. Para estudiar las variaciones de un gen se requiere la comparación entre individuos mediante el genotipado.
Guillain-Barré, síndrome	trastorno neurológico autoinmune en el que el sistema inmunitario del cuerpo ataca a una parte del sistema nervioso periférico, la mielina, que es la capa aislante que recubre los nervios. Cuando esto sucede, los nervios no pueden enviar las señales de forma eficaz; los músculos pierden su capacidad de responder a las órdenes del encéfalo y éste recibe menos señales sensoriales del resto del cuerpo. El resultado es la incapacidad de sentir calor, dolor y otras sensaciones, además de paralizar progresivamente varios músculos del cuerpo y causar problemas en la respiración.
glucolisasión	es un proceso bioquímico en el que se adiciona un glúcido a otra molécula. Esta molécula se denomina aceptor. La molécula aceptora puede ser de muchos tipos, por ejemplo de naturaleza proteica o lipídica. Cuando la glucolisasión se realiza sobre un grupo alcohol o tiol, al proceso se le denomina glucolisasión, y la molécula resultante se denomina glucósido.

	Uno de los tipos más importantes de glucolisasión es la glucolisasión proteica, que puede darse como una modificación cotraduccional (ocurre paralela a la síntesis de la proteína cuando el ribosoma se encuentra asociado al retículo endoplásmico), o postraduccional (ocurre cuando la proteína ya ha terminado su síntesis). La mayoría de las proteínas almacenadas en el retículo endoplásmico rugoso experimentan glucolisasión.
icosaedro	es un poliedro de veinte caras, convexo o cóncavo. Si las veinte caras del icosaedro son triángulos equiláteros y congruentes, iguales entre sí, el icosaedro es convexo y se denomina *regular*, siendo entonces uno de los llamados sólidos platónicos. El poliedro conjugado del icosaedro es el dodecaedro. *Etimología*: del griego *eikosaedron*, de εἴκοσι *éikosi* "veinte" y ἕδρα *hedra* "asiento, cara". *Adjetivo*: icosaédrico.
IgM	**inmunoglobulina M (IgM)** es uno de los cinco isotipos de inmunoglobulina (G, A, M, E, D) presentes en mamíferos, constituyendo un 6% de la población presente en sangre. También se encuentra presente en elasmobranquios, teleósteos, anfibios, reptiles y aves, siendo uno de los anticuerpos más antiguos en la historia evolutiva. Se denomina también macroglobulina (de ahí el nombre de la enfermedad en la que se presenta exceso, macroglobulinemia de Waldenström) debido a su tamaño: es la inmunoglobulina más grande (950.000 Daltons), aunque el tamaño no se debe exclusivamente al peso molecular real de la molécula, sino que ésta presenta la capacidad, a través de su región Fc, de interaccionar con otras cuatro moléculas de IgM, formando un complejo de alto peso molecular de cinco moléculas de IgM. La capacidad de la IgM para formar estos complejos -lo cual le da gran facilidad para unir el complemento- es la que le da el poder de opsonizar determinados antígenos, provocando la lisis de bacterias, envueltas víricas y otros agentes patógenos. Es el primer tipo de inmunoglobulina sintetizada en respuesta a una infección.
incidencia	es el número de casos nuevos de una enfermedad en una población determinada y en un periodo determinado.
infección emergente	son aquellas conocidas en cuanto a sus agentes, pero que recientemente han adquirido carácter epidémico, mayor gravedad o extensión a regiones en las que antes no existían. En este grupo se incluye bacterias, hongos, virus y también parásitos.
infección reemergente	incluye enfermedades anteriormente conocidas y controladas o tratadas eficazmente y cuya frecuencia y/o mortalidad se encuentra

	en la actualidad en constante aumento.
influenza	La **gripe**, **gripa** o **influenza** es una enfermedad infecciosa de mamíferos causada por un tipo de virus de ARN de la familia Orthomyxoviridae. Las palabras *gripe* y *gripa* proceden de la palabra francesa *grippe* (procedente del suizo-alemán *grupi*) (acurrucarse), mientras que *influenza* procede del italiano.
inocuo	Del lat. innocuus. 1. adj. Que no hace daño.
inmunidad social	se refiere a cualquier defensa antiparasitaria establecida para el beneficio de otros individuos en lugar del que genera la acción. Para los parásitos, el contacto frecuente, la densidad poblacional alta y la variabilidad genética baja hace que los grupos sociales de organismos sean objetivos prometedores para la infección: esto ha producido la evolución de los mecanismos colectivos y cooperativos en contra de los parásitos que previenen tanto el establecimiento como la reducción del daño de enfermedades entre los miembros de los grupos. Los mecanismos de inmunidad social van desde la prevención de enfermedades hasta las defensas.
líquido amniótico	es un fluido líquido que rodea y amortigua al embrión y luego al feto en desarrollo en el interior del saco amniótico. Permite al feto moverse dentro de la pared del útero sin que las paredes de éste se ajusten demasiado a su cuerpo, además de proporcionarle sustentación hidráulica. La ruptura de aguas se produce cuando el saco amniótico libera su contenido. Cuando esto sucede durante el parto al final de la gestación, se le llama "ruptura espontánea de membranas". Si la ruptura precede al término del parto, se le llama "ruptura prematura de membranas". La mayor parte de los demás líquidos permanecen en el interior del útero hasta que el feto nace.
mialgia	consisten en dolores agudos que pueden afectar a uno o varios músculos del cuerpo y pueden estar producidos por causas muy diversas. Estos dolores musculares pueden darse en ocasiones de debilidad o pérdida de la fuerza y dolor a la palpación. También se asocia en ocasiones con calambres y contra los músculos afectados.
microcefalia	es un trastorno neurológico en el que la circunferencia de la cabeza es más pequeña que la circunferencia promedio para la edad y el sexo del niño. Se define como una circunferencia de cabeza más de dos desviaciones típicas menos de lo normal según el sexo y la edad.[1] [2] Algunos académicos la definen como tres desviaciones en la circunferencia de la cabeza.[3] La microcefalia puede ser congénita o puede producirse en los primeros años de vida. El trastorno puede provenir de una amplia variedad de condiciones que provocan un

	crecimiento alterado del cerebro o de síndromes relacionados con alteraciones cromosómicas. Se sospecha que la fiebre del Zika causa microcefalia.
naled	es un insecticida organofosforado de estómago y de contacto de acción rápida, que se utiliza para controlar afidios, ácaros, mosquitos y moscas en cultivos y en invernaderos, casas de hongos, casas de animales y aves de corral, perreras, plantas de procesamiento de alimentos y acuarios y control de mosquitos al aire libre. Las formulaciones líquidas se pueden aplicar a las tuberías de calentamiento del invernadero para matar insectos por la acción del vapor. Ha sido utilizado por los veterinarios para matar a gusanos parásitos (distintas de las tenias) en perros.
Nilo Occidental, virus del	es un virus que provoca la **fiebre del Nilo Occidental**. Esta enfermedad es una flavovirosis de origen africano subsahariano que produce encefalitis en equinos y también humanos, y que se ha extendido desde 1937 por el resto de África, Oriente Medio, Asia Menor y Europa Oriental, y muy recientemente por Extremo Oriente y Norteamérica, donde causa importantes mortandades en aves, especialmente en córvidos.
prevalencia	la proporción de individuos de un grupo o una población que presentan una característica o evento determinado en un momento o en un período determinado ("prevalencia de periodo"). Por tanto podemos distinguir dos tipos de prevalencia: puntual y de periodo.
proteína	o **prótidos** son biomoléculas formadas por cadenas lineales de aminoácidos.
síndrome	(del griego συνδρομή *syndromé*, 'concurso') es un cuadro clínico o un conjunto sintomático que presenta alguna enfermedad con cierto significado y que por sus propias características posee cierta identidad; es decir, un grupo significativo de síntomas y signos (datos semiológicos), que concurren en tiempo y forma, y con variadas causas o etiología.
respuesta inmune	respuesta primaria del sistema inmunológico a un patógeno específico proporciona una respuesta mejorada a encuentros secundarios con ese mismo patógeno específico
virión	En medicina, microbiología y biología se denomina **virión** a la partícula vírica morfológicamente completa e infecciosa. Está compuesto por: • **Ácido nucleico vírico**: Puede ser ADN o ARN, solo una de ellos, de cadena doble o sencilla. Lo más frecuente es ADN bicatenario, lineal o circular, o bien ARN monocatenario siempre lineal. • **Proteínas víricas**: Forman la cubierta externa o **cápside**, compuesta por subunidades que se denominan "capsómeros". Cada capsómero puede estar formado por una o más

	subunidades proteicas que son constantes para cada virus. Los capsómeros son proteínas estructurales, pero el virión puede tener también proteínas enzimáticas y aglutinantes. • La **nucleocápside** (es decir, la cápside más el genoma (ARN o ADN) puede tener distintas formas.
zoonosis	del griego *zoo* (animal) y *nosis* (enfermedad), corresponde a cualquier enfermedad que se transmite de forma natural de los animales vertebrados al hombre, y viceversa. Algunos investigadores definen a las **antropozoonosis** como aquellas enfermedades en las que el hombre contagia a los animales, lo cual sigue siendo una zoonosis.

Apéndice 2: Mapas de Palabras

A) Mapa de Palabras para Grupo 1 del Nuevo Día

aclaro aedes aegypti anos aumento casos causa cdc centros chinkungunya control criaderos dar dengue departamento desarrollo determinar dicho dolor embarazadas enfermedades epidemiologa fiebre garcia historial hombre identificar inspeccionar isla leve medidas momento mosquitos muscular otras paciente persona personas posibles positivo primera prueba pueden puerto reciente region reitero repelente reporto residente rico rivera salud sintomas tener viaje virus visitar zika

B) Mapa de Palabras para Grupo 1 del Vocero

agua caso casos cdc chikungunya conjuntivitis criaderos dengue epidemiologa fiebre infeccion isla medidas mosquito mosquitos personas posible prevencion primer puerto recomendo registrado repelente rico rivera salud sintomas transmitido virus zika

C) Mapa de Palabras para Grupo 2 del Nuevo Día

aedes agencia alcalde area aros amenazan brasil caso casos cdc
centro centros chikungunya combatir contagio control criaderos cuarto debe
dengue departamento desarrollo dijo doctor eliminar
embarazadas emergencia emergencias enfermedad
enfermedades esfuerzo evitar explico febrero federal fecal gomas
gobierno gomas hacer indico influenza informacion ingles isla juan
junta ley loza manejo maneja medidas microcefalia millones momento
mosquito mosquitos mujer mujeres neumaticos
oms organizacion otras pacientes pública persona personal personas
puerto rico aun prensa presidente prevencion primer programa publica
reportado reunion rico rius salud sangre secretaria
semana servicios sapo sintomas situacion sostuvo tener toda transmision
traves uso virus zika

D) Mapa de Palabras para Grupo 2 del Vocero

administracion aedes sexual agencia ano años aumento bebes brasil
brote cada caso casos causa cdc centros chikungunya cierto colombia
combatir control congreso criaderos defensa dengue departamento desarrollo
dijo embarazadas embarazo embargo emergencia enfermedad
enfermedades estamos estudio evitar expreso fda funcionarios gobierno
guillain-barre indico infeccion influenza ingles investigadores isla manejo
medico medidas medicos mexico microcefalia momento mosquito
mosquitos mujeres mundial nacimiento nacional oms organizacion otras
pacientes paises personas poblacion podria prevencion prevenir propagacion
pruebas pueden puerto rico riesgo salud
sangre semana semanas sexuales sexual sigue sindrome septiembre
tanto tiempo traves tres unidos universidad usos verano venezuela viaje
virus zika zonas

62

E) Mapa de Palabras para Grupo 3 del Nuevo Día

F) Mapa de Palabras para Grupo 2 del Vocero

G) Mapa de Palabras para Grupo 4a del Nuevo Día

aerea agencia agencias agricultura agua
alejandro ambiental anos aspersion autoridades ayer casos
cdc centros combatir control decision
departamento determinacion dijo embarazadas enfermedades
envio epa estamos federal fondos fortaleza
fumigacion fumigar garcia gobernador
gobierno hace indico informacion ingles insecticida isla
juan manejo medidas microcefalia millones
mosquito mosquitos municipios naled ni
otras padilla personas poblacion presidente prevencion
publica puerto rico salud san
secretaria semana unidos uso
virus zika

H) Mapa de Palabras para Grupo 4a del Vocero

64

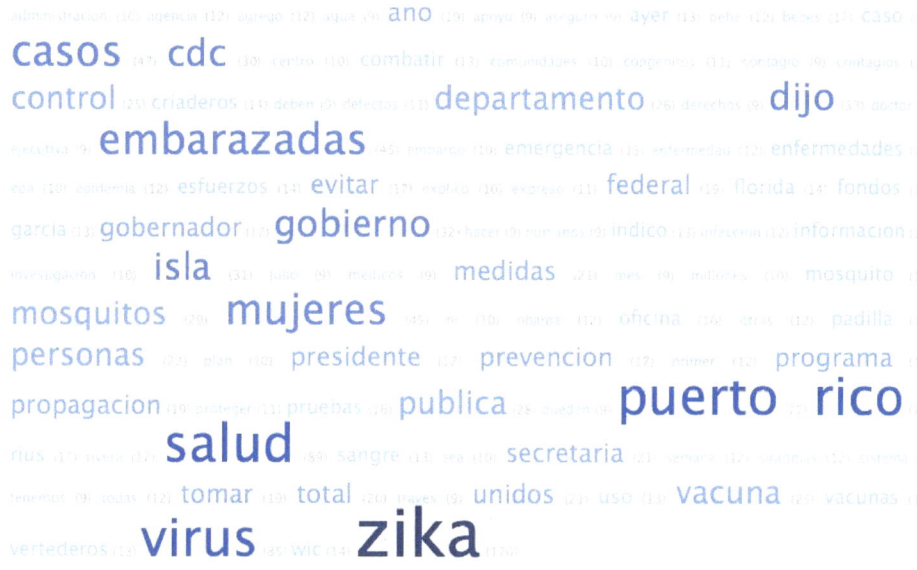

I) Mapa de Palabras para Grupo 4c del Nuevo Día

J) Mapa de Palabras para Grupo 5 del Nuevo Día

aedes aegypti and ano anos bebe **bebes** casa
casos cdc ninguna cordon cordoba congreso **cruceros**
cuba departamento desarrollo diciembre **dijo**
embarazadas embarazo enfermedad **enfermedades** epidemia
escuela esfuerzos estrategia for funds gobierno habana health **in**
indico obreso investigacion **isla** laboratorio latinoamerica manejo
microcefalia million **millones** **mosquito** **mosquitos**
nacimiento **nuevos** numero **of** otan other otras pasajeros **prevencion**
problemas **puerto** puertas region regional **rico** rius
salud secretaria semana semanas sintomas temporada temblores that
the to toda total tres **unidos** us vector vigilancia **virus**
zika

K)   Mapa de Palabras para Grupo 4a del Vocero

agencia **ana** anos **armendariz** **bebe** bebes
casos combatir comerciales
congenito dado **departamento** desarrollo
dijo embarazadas **embarazadas** embarazo **enfermedad**
epidemia esfuerzos evidencia evitar epidemia
isla madre **medicos** medidas
microcefalia mosquitos mujer **mujeres** **nacer**
nacimiento noviembre **nuevos** positivo **prevencion**
primer propagacion publica puerto **residentes**
rius **salud** **secretaria** semana sindrome **sistema**
total tres **vigilancia** **virus**
zika

ESTADO LIBRE ASOCIADO DE
PUERTO RICO
Departamento de Salud

RELEVO DE RESPONSABILIDAD Y PERMISO DE ENTRADA

DE LA PRIMERA PARTE,_____ (NOMBRE DE LA EMBARAZADA PARTICIPANTE DEL PROGRAMA WIC (WIC ID_____), DEL MUNICIPIO DE _____ Y CLÍNICA_____ (NOMBRE/OFICINA LOCAL); DE AHORA EN ADELANTE DENOMINADA COMO "LA PARTICIPANTE" Y DE SEGUNDA PARTE _____ (PERSONAL WIC AUTORIZADO EN REPRESENTACIÓN DEL E.L.A), DE AHORA EN ADELANTE DENOMINADO "REPRESENTANTE", ESTABLECEN LAS SIGUIENTES CLÁUSULAS Y CONDICIONES:

1. La participante acepta y entiende que desea que su residencia sea visitada gratuitamente para ser inspeccionada y poder ser informada sobre la prevención y la existencia de algún criadero visible de mosquitos que pueden representar peligro de Zika.

2. La participante entiende que la aceptación de este relevo es una condición para poder ser visitada e inspeccionada su residencia, dicha inspección de patio y alrededores se circunscribe a educar e intentar identificar posible criaderos de mosquitos. Ningún representante podrá adentrarse al interior de la residencia sin estar presente la participante y/o su tutor.

3. La participante consiente para una intervención ambiental que incluye aspersión (también conocida como fumigación) y remoción de escombros que son posibles criaderos de mosquitos, si aplica.

4. La participante acepta que el representante notifique a las agencias pertinentes su dirección residencial. Dicha información será utilizada para adelantar la inspección, aspersión gratuita y para fines estadísticos de los organismos de salud pública participantes en la campaña contra el Zika. La participante será previamente informada del día y hora a ser visitada en su residencia.

5. La participante acepta, además, que los alrededores, patio y parte exterior de la estructura de su residencia pudieran ser documentadas o fotografiadas para fines de prevención, educación y salud pública.

6. La participante acepta que ni el E.L.A ni sus representantes serán responsables de su condición de salud ni de la condición de salud del feto durante el embarazo ni durante o posterior al parto, sea antes o después de firmado este relevo.

7. La participante reconoce que no podrá ceder a ningún tercero las obligaciones asumidas en el relevo.

8. Participantes que tengan 21 años o más, o tengan menos de 21 años y estén casadas o sean el titular o arrendataria de la vivienda, declaran haber leído totalmente este documento y aceptan haberlo entendido en su totalidad. Para aquellas menores de 21 años, solteras y no arrendatarias o dueña de la casa, se requiere obtener el consentimiento del arrendatario o dueño de la vivienda, al momento de ofrecerse el servicio, para poder beneficiarse de la inspección, aspersión y asesoramiento contra el Zika en su residencia.

9. Este relevo y su validez, interpretación y efecto se regirá bajo las leyes del Estado Libre Asociado de Puerto Rico.

Favor marcar con una x:

ACEPTO:_____ NO ACEPTO:_____ Hoy,_____ de_____ 2016, e _____ Puerto Rico.

_____
NOMBRE PARTICIPANTE)

_____
FIRMA PARTICIPANTE

_____
NOMBRE DE REPRESENTANTE WIC

_____
FIRMA DE REPRESENTANTE WIC

Para participantes menores de 21 años, que sean solteras y no arrendatarias o dueñas de la vivienda:
Participante interesada en recibir visita y servicio de aspersión y visita: SÍ:_____ NO:_____
FIRMA DEL ARRENDATARIO O DUEÑO DE LA VIVIENDA (SE OBTIENE CUANDO SE VISITA PARA OFRECER EL SERVICIO DE INSPECCIÓN Y ASPERJACIÓN.)
"Yo,_____, arrendatario y/o dueño de la vivienda del participante conformidad con el mismo". _____ declaro haber leído y entendido este relevo en todas y cada una de sus partes y Favor marcar con una x: ACEPTO:_____ NO ACEPTO:_____

_____
NOMBRE DEL ARRENDATARIO O DUEÑO DE LA VIVIENDA

_____
FIRMA DEL ARRENDATARIO O DUEÑO DE LA VIVIENDA

Apartado 25220
San Juan, PR 00928-5220
Tel. 766-2805
"El Programa WIC ofrece igualdad de oportunidades"

---

[29] http://www.noticel.com/uploads/gallery/2cfe2bf43bf9dc8cf899dc5d3269f29d.jpg

Referencias

Caylà, J. A., Domínguez, Á., Valín, E. R., de Ory, F., Vázquez, A., Fortuny, C., & Grupo de trabajo sobre Zika del Programa de Prevención, V. Y. C. de E. T. P. D. C. de E. Y. S. P. C. (2016). La infección por virus Zika: una nueva emergencia de salud pública con gran impacto mediático. *Gaceta Sanitaria*, 1–4. http://doi.org/10.1016/j.gaceta.2016.05.015

Correspondence Prolonged Shedding of Zika Virus Associated with Congenital Infection. (2016). Correspondence Prolonged Shedding of Zika Virus Associated with Congenital Infection, 1–3.

Dick, G. W. A. (1952). Zika virus (II). Pathogenicity and physical properties. *Transactions of the Royal Society of Tropical Medicine and Hygiene*, 46(5), 521–534. http://doi.org/10.1016/0035-9203(52)90043-6

Dick, G. W. A., Kitchen, S. F., & Haddow, A. J. (1952). Zika Virus (I). Isolations and serological specificity. *Transactions of the Royal Society of Tropical Medicine and Hygiene*, 46(5), 509–520. http://doi.org/10.1016/0035-9203(52)90042-4

Dredze, M., Broniatowski, D. A., & Hilyard, K. M. (2016). Zika vaccine misconceptions: A social media analysis. *Vaccine*, 34(30), 3441–3442. http://doi.org/10.1016/j.vaccine.2016.05.008

Duffy, M. R., Chen, T.-H., Hancock, W. T., Powers, A. M., Kool, J. L., Lanciotti, R. S., et al. (2009). Zika Virus Outbreak on Yap Island, Federated States of Micronesia. *New England Journal of Medicine*, 360(24), 2536–2543. http://doi.org/10.1056/NEJMoa0805715

Emergencies preparedness, response Zika virus infection – Brazil and Colombia. (2015, October 21). Emergencies preparedness, response Zika virus infection – Brazil and Colombia. Retrieved August 30, 2016, from http://www.who.int/csr/don/21-october-2015-zika/en/#

Emergencies preparedness, response Zika virus infection – United States of America - Puerto Rico. (2016, August 30). Emergencies preparedness, response Zika virus infection – United States of America - Puerto Rico. Retrieved August 30, 2016, from

Faye, O., Freire, C. C. M., Iamarino, A., Faye, O., de Oliveira, J. V. C., Diallo, M., et al. (2014). Molecular Evolution of Zika Virus during Its Emergence in the 20th Century. *PLoS Neglected Tropical Diseases*, 8(1), e2636–10. http://doi.org/10.1371/journal.pntd.0002636

Grischott, F., Puhan, M., Hatz, C., & Schlagenhauf, P. (2016). Non-vector-borne transmission of Zika virus: A systematic review. *Travel Medicine and Infectious Disease*, 14(4), 313–330. http://doi.org/10.1016/j.tmaid.2016.07.002

Haddow, A. D., Schuh, A. J., Yasuda, C. Y., Kasper, M. R., Heang, V., Huy, R., et al. (2012). Genetic Characterization of Zika Virus Strains: Geographic Expansion of the Asian Lineage. *PLoS Neglected Tropical Diseases*, 6(2), e1477–7. http://doi.org/10.1371/journal.pntd.0001477

Hamel, R., Liégeois, F., Wichit, S., Pompon, J., Diop, F., Talignani, L., et al. (2016). Zika virus: epidemiology, clinical features and host-virus interactions. *Microbes and Infection*, 18(7-8), 441–449. http://doi.org/10.1016/j.micinf.2016.03.009

Haymarket Books. (2014). Haymarket Books, 250. Retrieved from www.haymarketbooks.org

Ioos, S., Mallet, H. P., Goffart, I. L., Gauthier, V., Cardoso, T., & Herida, M. (2014). Current Zika virus epidemiology and recent epidemics. *Medecine Et Maladies Infectieuses*, 44(7), 302–307. http://doi.org/10.1016/j.medmal.2014.04.008

Jimenez, A., Shaz, B. H., & Bloch, E. M. (2016). Zika Virus and the Blood Supply: What Do We Know? *Transfusion Medicine Reviews*, 1–10. http://doi.org/10.1016/j.tmrv.2016.08.001

JT, B., A, F., RE, K., M, L., PJ, P., & DJ, J. (2016, July 27). Update: Interim Guidance for Prevention of Sexual Transmission of Zika Virus — United States, July 2016. http://doi.org/http://dx.doi.org/10.15585/mmwr.mm6529e2

Kaddumukasa, M. A., Mutebi, J. P., Lutwama, J. J., Masembe, C., & Akol, A. M. (2014). Mosquitoes of Zika Forest, Uganda: species composition and relative abundance. *Journal of Medical Entomology*, 51(1), 104–113. http://doi.org/10.1603/ME12269

Liuzzi, G., Nicastri, E., Puro, V., Zumla, A., & Ippolito, G. (2016). Zika virus in saliva—New challenges for prevention of human to human transmission. *European Journal of Internal Medicine*, 33(C), e20–e21. http://doi.org/10.1016/j.ejim.2016.04.022

MacNamara, F. N. (1954). Zika virus : A report on three cases of human infection during an epidemic of jaundice in Nigeria. *Transactions of the Royal Society of Tropical Medicine and Hygiene*, 48(2), 139–145. http://doi.org/10.1016/0035-9203(54)90006-1

Malone, R. W., Homan, J., Callahan, M. V., Glasspool-Malone, J., Damodaran, L., Schneider, A. D. B., et al. (2016). Zika Virus: Medical Countermeasure Development Challenges. *PLoS Neglected Tropical Diseases*, 10(3), e0004530–26. http://doi.org/10.1371/journal.pntd.0004530

MD, W. S., MD, H. S., MD, A. G. A., & MD, A. A. M. (2016). Re-Emergence of Zika Virus: A Review on Pathogenesis, Clinical Manifestations, Diagnosis, Treatment, and Prevention. *The American Journal of Medicine*, 129(8), 879.e7–879.e12. http://doi.org/10.1016/j.amjmed.2016.02.027

Musso, D., Nilles, E. J., & Cao-Lormeau, V. M. (2014). Rapid spread of emerging Zika virus in the Pacific area. *Clinical Microbiology and Infection*, 20(10), O595–O596. http://doi.org/10.1111/1469-0691.12707

Nishiura, H., Mizumoto, K., Rock, K. S., Yasuda, Y., Kinoshita, R., & Miyamatsu, Y. (2016). A theoretical estimate of the risk of microcephaly during pregnancy with Zika virus infection. *Epidemics*, 15, 66–70. http://doi.org/10.1016/j.epidem.2016.03.001

Olson, J. G., Ksiazek, T. G., Suhandiman, Triwibowo. (1981). Zika virus, a cause of fever in Central Java, Indonesia. *Transactions of the Royal Society of Tropical Medicine and Hygiene*, 75(3), 389–393. http://doi.org/10.1016/0035-9203(81)90100-0

Pacheco, O., Beltrán, M., Nelson, C. A., Valencia, D., Tolosa, N., Farr, S. L., et al. (2016). Zika Virus Disease in Colombia — Preliminary Report. *New England Journal of Medicine*, NEJMoa1604037–10. http://doi.org/10.1056/NEJMoa1604037

Plourde, A. R., & Bloch, E. M. (2016). A Literature Review of Zika Virus. *Emerging Infectious Diseases*, 22(7), 1185–1192. http://doi.org/10.3201/eid2207.151990

Rabaan, A. A., Bazzi, A. M., Al-Ahmed, S. H., Al-Ghaith, M. H., & Al-Tawfiq, J. A. (2016a). Overview of Zika infection, epidemiology, transmission and control measures. *Journal of Infection and Public Health*, 1–9. http://doi.org/10.1016/j.jiph.2016.05.007

Rabaan, A. A., Bazzi, A. M., Al-Ahmed, S. H., Al-Ghaith, M. H., & Al-Tawfiq, J. A. (2016b). Overview of Zika infection, epidemiology, transmission and control measures. *Journal of Infection and Public Health*, 1–9. http://doi.org/10.1016/j.jiph.2016.05.007

Rasmussen, S. A., Jamieson, D. J., Honein, M. A., & Petersen, L. R. (2016). Zika Virus and Birth Defects — Reviewing the Evidence for Causality. *New England Journal of Medicine*, 374(20), 1981–1987. http://doi.org/10.1056/NEJMsr1604338

REZ, J. G. R.-P., VORNDAM, A. V., & CLARK, G. G. (2001). THE DENGUE AND DENGUE HEMORRHAGIC FEVER EPIDEMIC IN PUERTO RICO, 1994 –1995 . *Am. J. Trop. Med. Hyg*, 1 &2(2001), 67–74.

Roth, A., Mercier, A., Lepers, C., Hoy, D., Dutuituraga, S., Benyon, E., et al. (2014). Concurrent outbreaks of dengue, chikungunya and Zika virus infections – an unprecedented epidemic wave of mosquito-borne viruses in the Pacific 2012–2014. *Eurosurveillance*, 19(41), 20929–8. http://doi.org/10.2807/1560-7917.ES2014.19.41.20929

Sirohi, D., Chen, Z., Sun, L., Klose, T., Pierson, T. C., Rossmann, M. G., & Kuhn, R. J. (2016). The 3.8 A resolution cryo-EM structure of Zika virus. *Science*, 352(6284), 467–470. http://doi.org/10.1126/science.aaf5316

Smithburn, K. C. (1952). Neutralizing antibodies against certain recently isolated viruses in the sera of human beings residing in East Africa. *J Immunol*, 69(2), 223–234.

Soares de Oliveira-Szejnfeld, P., Levine, D., Melo, A. S. de O., Amorim, M. M. R., Batista, A. G. M., Chimelli, L., et al. (2016). Congenital Brain Abnormalities and Zika Virus: What the Radiologist Can Expect to See Prenatally and Postnatally. *Radiology*, 161584–16. http://doi.org/10.1148/radiol.2016161584

Special Report Zika Virus and Birth Defects — Reviewing the Evidence for Causality. (2016). Special Report Zika Virus and Birth Defects — Reviewing the Evidence for Causality, 1–7.

Theories for social epidemiology in the 21st century: an ecosocial perspective. (2001). Theories for social epidemiology in the 21st century: an ecosocial perspective, 1–10.

Tu-Xuan Nhan, D. M. (2015). Emergence of Zika Virus. *Clinical Microbiology: Open Access*, 04(05), 1–4. http://doi.org/10.4172/2327-5073.1000222

Update: Ongoing Zika Virus Transmission — Puerto Rico, November 1, 2015–July 7, 2016. (2016). Update: Ongoing Zika Virus Transmission — Puerto Rico, November 1, 2015–July 7, 2016, 1–6.

Ye, Q., Liu, Z.-Y., Han, J.-F., Jiang, T., Li, X.-F., & Qin, C.-F. (2016). Genomic characterization and phylogenetic analysis of Zika virus circulating in the Americas. *Meegid*, *43*(C), 43–49. http://doi.org/10.1016/j.meegid.2016.05.004

Yu, D., Akau, M. M. U., & Chung, S. T. L. (2012). The mechanism of word crowding. *Vision Research*, *52*(1), 61–69. http://doi.org/10.1016/j.visres.2011.10.015

Zambrano, L. I., Sierra, M., Lara, B., Rodríguez-Núñez, I., Medina, M. T., Lozada-Riascos, C. O., & Rodríguez-Morales, A. J. (2016). Estimating and mapping the incidence of dengue and chikungunya in Honduras during 2015 using Geographic Information Systems (GIS). *Journal of Infection and Public Health*, 1–11. http://doi.org/10.1016/j.jiph.2016.08.003

www.ingramcontent.com/pod-product-compliance
Lightning Source LLC
Chambersburg PA
CBHW050811290526
45792CB00001B/74